福建民国时期中医学校教材丛刊

——三山医学传习所卷·第五册

总 主 编　李灿东　苏友新
执行主编　陈　莘　王尊旺　陈建群

全国百佳图书出版单位
中国中医药出版社
·北　京·

本册目录

促[illegible]建設 完成[illegible]

舊金山會議爭執的問題

本報資料室

在會議進行中，爭論得最利害的是以下問題：

甲、擴大大會權力問題

這一問題爭論的焦點是：中小國家主張國際安全機構大會權力，使之超越安全會；大國則反對這一主張。

在頓巴橡樹會議所議決的國際和平機議案中，關於大會職權的規定低於安全[illegible]維持國際和平與安全的主要責任由理事會負任，（建議案第六章第八節）會議將研討關於維持國際和平與安全之合作原則。若須採取行動，[illegible]論已否討大會均須移交安全理事會[illegible]編定大會[illegible]動對於任何有維持國際和平[illegible]為安全理事會所[illegible]議（[illegible]案第五章第二節[illegible]關於[illegible]的修正案很多，大[illegible]所屬之安全及功能委員[illegible]特別[illegible]員會，專門研究。[illegible]議剛剛開始，就[illegible]討。[illegible]論中，小國家的[illegible]九項原則！[illegible]、大會對理事會[illegible]

七、大會是否應有權要求理事會報告其已採取或擬採取以應付影響和平安全之任何問題之任何措施？

八、大會是否應有權同時運用理事會在第八章第二節第八項之規定「武力使用之計劃應由理事會藉軍事參謀委員會之協助擬定之」之權力？

九、除特別規定之例外以外，大會是否應有權決定關於國際[illegible]之問題？

經過十八天的討[illegible]後，五月二十日改[illegible]全及功能委[illegible]例多數通過[illegible]安全理事會應向大會提出類於國際和平安全之報告，述及其採取或實施所認為必須之步驟；二、大會應有研究批准[illegible]

[illegible]執行行動」。在此次會議中，[illegible]，中，美提出：「任何國家在世界安全機構作最後決定之前，有抵抗侵略之權力」的修正案。

[illegible]問題的爭論，在於南美各國堅持保留最近泛美會議所決定的普爾特派克決案，要求汎美區域體制應與國際控制分開。理由是蘇聯與他國所訂的雙方協議，已被允許不在討論之列。關於這一點，五強會提出折衷方案：「各會員國有個別或集體自衛[illegible]有權力」，但，「[illegible]妨害安全理事會調[illegible]之任何糾紛」。可[illegible]美各國仍然反對「[illegible]是[illegible]得要求安全[illegible]之一[illegible]」。並宣[illegible]制，除非[illegible]不致以任何方式受安全理事會之干涉，擊时」。

丙、託治制度

[illegible]託治制度是主張[illegible]希望獨立，但未夠資格。」荷，法等同意英國意見，並要求撤回我國修正案，蘇聯支持我國建議，主張「完全獨立」應為託治之消極目標，至於被託治領土「自治」或「獨立」，應依從「民族自決」之原則。託治委員會最後通過我國建議，將「獨立」一詞加入世界憲章之託治一章中。

二、託治領土

雅爾達會議所決定的託治領土共分三類：一、前國聯委任統治地；二、此次戰爭中自敵人之領土；三、志願置於國際託治制下之殖民地。美國也主張分為三類：一、二，[illegible]與雅爾達會議所決定的完全相同，第三類則為：根據決議，置於國際託治之下的地區，並主張把託治領土分為具有重要戰略性軍事基地與非戰略基地。具有戰略性基地置於安全理事會之下，非戰[illegible]國表示：「國際託治建議不適用於法屬越南一類之領土，對其殖民委任統治地保有全部最後主張。但法國願與西南太平洋其他國家討論彌於法屬大赫的，新赫布里底及新喀里多尼亞各地之共同安全（法外長皮杜爾五月二日在記者招待會上宣稱，）南非聯邦也激烈反對改變委任統治現有行政方式，並要求西南非洲加入聯邦，停止對西南非洲之委任統治制度。

三、統治辦法：美國主張戰略區域置於安全理事會下，非戰略區域置於大會之下。大會不設託治委員會以監督託治領各託治區域門戶開放。英國則主張戰略區域非戰略區域均置於大會之。各託治區域均可設防而不在國際機構監督之下。託治委員會附設於經濟之社會理事會中而不在大會之[illegible]

[illegible]求取消五強對國際和平機構憲章修改之否決權。據路透社六月六日倫敦電傳，五強專門委員會對於這一問題擁護雅爾達會議之原有決定。中，小國家雖然依舊反對，但，[illegible]和平解決[illegible]否決權仍[illegible]一致協議[illegible]用於處理[illegible]後期階段[illegible]及行動）[illegible]一度主張[illegible]於「行動[illegible]十三日在[illegible]組織及[illegible]中以二十[illegible]代表所提一[illegible]強否決權」之議案。

自從蘇聯提出關於決定某一事項是否應為一種程序問題或不在和解決爭執範圍以內，五強可使用否決權以及關於秘書長及副秘書長之人選應置於五強否決權範圍以後，爭論的焦點[illegible]

參加這一委員會的代表案布列夫，據電訊所傳，舊金山人士「大感惶惑」，以為會議將受影響，甚至有人推測蘇聯將退出未來世界和平機構。但，到了六月七日，莫斯科覆[illegible]到達舊金山，五強[illegible]會商後[illegible]退，丁[illegible]發表聲明[illegible]佈「[illegible]宣[illegible]五強[illegible]致協議[illegible]保[illegible]

《痧科》引言

《痧科》为三山医学传习所教材之一，郑奋扬编。全书不分卷，书前有郑氏自序。此讲义原为郑氏所编撰的《痧症宝筏》一书，首次刊行于1917年，全书2万余字，乃麻痧防治专著。清末麻痧相关专著较少，如郑氏在书中写到“顾遍检古今幼科之书，多痘痧并论，且痘详而痧略”。因此，为了将麻痧诊治理论进一步完善，他搜辑前贤精论卓见和经验方药，结合自身治疗疫病经验，撰成《痧症宝筏》一书。全书汇总集成前代治疗麻痧各种理论和治法，融冶百家，自成风格。郑氏在书中对麻痧的病因病机、症状总结、鉴别诊断、辨证论治、患者调护等进行分析阐释，并附有治法验方四十则。全书强调麻痧在临床表现方面顺证、逆证、重证的辨析，提醒医家需结合患者症状加强辨证，谨慎诊治。本书持论精详，辨证准确，切实可用，可为当代麻痧防治提供参考。

疹症贊從鄭舊揚肖岩先生序

今春花朝增訂痘症慈航幾脫稿同社老友劉君雪
齋出眎嘉興許心揆治疹論說及方法而告余曰此
卷從明李氏所著幼科識書而手錄之今君既增
訂痘症慈航以傳世胡不再訂疹症專書以濟人乎
余遜謝不敏乃受而讀之其中論症定方原亦不背
昔賢之成法唯言疹非胎毒似近于偏不得不為之
删正蓋痘可引而出而疹不可引而出必感天時不
正之氣及歲運所值乃挾六腑蘊蓄積熱洸發於脾
肺二經而後胎毒始從而上達故吾人正疹一出終

疹科

身即不復出矣。願遍檢古今幼科之書。多痘疹並論。且痘詳而疹略。惟馬之驥痧疹科纂要。專為治疹而設。然其中喜用寒凉之藥。亦不無可議處。至於黄坤載以痧病為濕疫。不言胎毒。立法亦偏。且痛罵瑣言正宗之類為巨惡元兇。亦未免太過。茲集詳述各家之要法妙方。彙為一卷。以為世之治痧者示標準。庶幾天下赤子。咸登寶筏以濟迷津。從此無夭枉之患。豈不懿歟。

先哲總論

小兒。在。胎。吸。食。五。臟。血。穢。伏。於。命。門。若。遇。天。行。時。熱。

或乳食所傷，或驚恐所觸，則其毒當出。初起之候，面燥顋赤，眼胞亦赤，呵欠煩悶，乍涼乍熱，咳嗽噴嚏，手足稍冷，驚悸多睡。宜究其何臟所發，察其何因所起，令乳母亦須節飲食，慎風寒。宋錢仲陽小兒直訣

大抵痘疹之發，與傷寒相似，必先明其歲氣。如時令溫暖，以辛涼之藥發之，不可誤作傷寒，妄施汗下，及伐天和也。經云：必先歲氣，毋伐天和。正此之謂也。却又要詳看其人之虛實，如下晡秘結，煩熱太甚者，宜以酒大黄微利之；吐利不止者，宜以參歸之類補之。經又云：毋虛虛，毋實實，損不足，補有餘，夭人性命也。

能如此者，謂之良工。豈庸俗所能及哉（元朱丹溪 幼科全書）

瘡疹，雖脫毒，必待時。令不正之氣相傳染而發。蓋春氣溫和，夏氣暑熱，秋氣清涼，冬氣冷冽，此四時正氣之序。若春應燠而反寒，夏應熱而反清，秋應涼而反熱，冬應寒而反溫，此非其時而有其氣，乃不正之氣也。夫人感之，或為寒熱，或為癰痢，或為喉痺，或為腫毒，或為斑疹，謂之天行正病，又謂疫癘。是以一歲之中，彼此傳染，太小相似。若冬溫陽氣暴泄，至於來歲必發瘡疹，何也？蓋小雪以後為終之氣，太陽寒水主之，水德不彰，使厥陰少陽木火之氣反來乘之，陽目赤嗽頻。自内傷而來者。食消始透。自外感而來者。邪散則形。其頭面。愈多者佳。蓋頭屬陽毒從陽解。則易散也。或曰疹之為病。大都肺經見症居多。肺屬臟。茲何以獨言腑。不知肺主上浮。風為百病之長。故外感之症俱稱腑。雖然當其蒞發之初。五臟俱為振動。故凡壞症。必歸於臟。所貴乎先見者。透托於方形。不致毒滯於内。傳為絡熱。傳為聲啞。傳為口瘡。傳為下痢。傳為滂瘵。或毒歸於目。或為隨出隨没。種種危症皆夾於蚕闔也。又如所犯自有危症。皮膚閉而悶鬱不起者。兩頤赤腫。若紫雲不分顆粒者。白同粟米而

肌慄者。赤若燕脂，手捻不覺者，雖分氣血虛實，亦係所感淺深。治要以疏散、鬆肌、透托、清涼為主。嘉興談心梓痘疹大全

四方疹名之各別

（谷參朱丹溪張景岳朱純嘏白根斯各家之說而纂述之）

疹者，痘之末疾。惟二經受證，脾與肺也。內應於手足太陰，外合於皮毛。肌肉是皆感天地間沴戾不正之氣，故名之曰疹。然四方名稱各異，不可不詳述之，以免讀書之疑惑。如京師內外謂之溫疹。河南謂之麩瘡，山陝謂之糠瘡，亦謂膚瘡，又名赤瘡。蘇松謂之瘄子，浙江謂之瘄子，又稱痱子。江西與湖廣謂之麻，亦

豈待成胎之後。慾火不節。厚味不忘。降生之頃。嚥其穢血。而後有是毒也。若以胎毒言之。不論富貴貧賤。人人俱有。然後於中有輕清重濁之分。是以出疹有順險逆三等之別。推其因由。天地有非常之氣。陰陽戾舛。即有非常之令。鼻聞其氣。傳入於肺。肺復傳於各臟。漸次傳入命門。夫然後五臟之邪氣內侵。命門之胎毒外透。正疹從此而發矣。疹發而熱毒之氣上蒸於肺。肺主皮毛。實受其毒。發熱之初。雖似傷寒。而肺家見證獨多。咳嗽噴嚏。鼻流清涕。眼胞腫。眼淚汪汪。面腫腮赤。口乾唇燥。此所謂正疹由[illegible]胎毒[illegible][illegible]

是也。身有微汗滋滋，時時氣作甚粗。身不焦熱，則瘀出，必輕。若氣喘鼻乾，更加鼻搧、嘔吐，驚搐狂躁，無汗者，最重。

凡疹初來見標之時，必先發熱頭疼、咳嗽，或作吐作瀉，或鼻塞，鼻流清涕，噴嚏，眼胞腫，腮赤，煩躁不安。細看兩耳根下，頸項連耳之間，以及背脊之下，至腰間，必有三五紅點，此乃疹之報標。若無紅點之證據，當以別證論。此屢試屢驗者也。如果有紅點與前證相同，宜用宣毒發表湯，加芫荽作引，以托之出外。不必拘泥吐瀉，疹出而吐瀉自止。蓋熱蒸胃，則吐；熱衝。

大腸則瀉此乃疹之常候不必憂其吐瀉之不止也
昔人云疹出六腑咸因有此症而云然也統而言之
胎毒藏於命門體也五臟用也六腑又五臟之用也
相須而生成也

凡出疹見標之後形似麻粒大粒而尖稀疎磊落者
後出序紅色滋潤者順若神清氣爽者更順若初出
一時湧出不分顆粒深紫色者險黑色者逆不可治
為治常不可用藥失序不可過用攻表不可驟用寒
涼調治之法避風忌葷兼忌穢污惟在用藥宣發其
毒以盡出之於外雖紅腫之甚狀如漆瘡亦不足慮

疹科　八

痧秘

以其出之於外，即可免夫內攻。此痧若調治得法，開藥合宜，百不失一；若調治失宜，則殺人亦如反掌，可不慎哉。

初發熱時，必當發表。見標之後，發表而兼清涼通鼻。上下通紅，總成一片，手足之末，上下相同，無有空隙。此為出透，可用清涼解毒之劑，不必兼用發表之藥，一解即愈。

又有一種痧初出，眼胞腫，白夾赤色，聲啞唇腫，鼻煽鼻欬，氣喘，口燥作渴，腰疼腹脹，人事昏沉，口鼻出血，煩亂狂叫，二便出血，此係毒氣鬱遏於內，為回閉証。

最為難治。用宣毒發表湯，內加酒炒黃芩七分、麻黃三分。若能托疹標出外，漸次出現，或可望生。若不出現，則無望矣。然凡疹症，鼻出血者，毒重；口出血者，毒尤甚；二便出血者，毒更重，且危矣。初起手足心如火熱者，毒更。初起腳冷如冰者，更重。若初則疹標赤朱，[illegible]手炎，清解。燥用辛解之劑，以發毒熱於胃口鼻。[illegible]氣從鼻，必生牙疳，宜用化毒清表湯，加石膏二錢。[illegible]出疹速收速散，身熱不退，煩躁泄瀉，大腸裏急後重，赤白相兼，已成痢疾，宜用清熱導滯湯。若其人素稟虛弱，當出疹之際，過於發散，出透之後血誤寒涼解毒，以致腐爛至極，骨瘦神疲，面無紅色，且不能多食，食多即吐瀉。用香砂六君子湯去半夏，加麥冬以補之。種種壞症，不可不慎。

痧之出也，出三日而始盡，每日出二次。子時出者，巳時散；午時出者，亥時散。經三日而出六次，出透蘇密無縫，亦為吉兆。昔人有云：痘喜稀疎，痧宜稠密。雖如淡紅血紅者，亦不足慮。

孩兒甫生一月，及至半歲一歲之間，時值天氣炎熱，或自嬌痧、痳疹、風癮等症，不在正痧之列，亦不由於胎毒而致，可以不必用藥，其痧通散。此類風熱而出。

乃皮膚小恙，嘗見出一次，又出一次，及有連出不已者，無關利害。倘要用藥，微用疎風散熱之劑，一服即愈。

一、凡疹發熱三日見標者為順，遲三五六日不見標者為逆。神氣清爽者為順，昏沈者為逆。病家知禁忌者，可變順；不知禁忌者，順亦變逆。業醫者當熟思之，當於出疹之家明言之，亦可見仁人君子救人之心，凡於未然，無所不至，毋以此言為迂。

出疹有四大忌

一忌葷腥煎炒

疹初出時。以至出盡之日。俱忌食葷腥。即素菜亦
忌煎炒。恐葷腥煎炒。能助胃火。昔人有云葷渣素
疹。戒哉。是言也。

忌洛食生冷飲粥

疹初出時。以至出透之日。未免口渴煩燥。想飲冷
水。不妨少飲些須。以解其煩燥。然不可多飲。若欲
再飲仍飲些須。若土產有荸薺。及有秋梨甜者。并
柿餅有霜者。不妨間與食之。雖生喫無妨。切不可
與粥米湯糕餅糖飴麪食枚圓蜜餞之類。食之恐
助毒火。倘或饑極。煮成粥。用滚白水半鍾。著鹽點

小半鐘。和勻溫服

三忌風寒

當出疹之時。必宜謹避風寒。若不避忌風寒外來。疹即收回。要其再出。甚為難矣。慎之慎之。

四忌房幃厭穢

人之生兒育女。當出疹之時。各宜小心謹慎。潔淨內外。勿使穢污氣息。觸犯出疹男女。慎之慎之

飲食禁忌法

疹家禁忌。比痘家禁忌尤甚。若誤食雞魚。則終身似遇天行之時。又令重出也。鹽醋食之令咳不止。五辛

下十一

疹科

食之令生驚熱。所以通禁必待四十九日之後。方無禁也。大熱未退。不可與食。初發之時。既表之後。切戒風寒冷水瓜果之類。如一犯之。則皮毛閉塞。毒氣難泄。遂變紫黑而死矣。如極渴欲水。只宜少與以滋其渴耳。必須使皮竅中常微汗潤澤可也。又忌梅桃魚蝦蜜浸香鮮之物。恐惹瘡疹上行。王氏幼科準繩

麻疹忌食雞鴨鵝卵。如犯傷目。忌食薑椒熱物。如犯胃火上觸。口舌生瘡。宜人中白炒過為末。少許擦之即愈。

二

忌食甘甜，如犯致生牙疳，宜獨聖丹搽之。馬氏疹門纂要

疹前後過意多食甘甜之物，濕熱熏蒸，爲走馬牙疳，穿腮落齒，或面頰浮腫，環口青黑，唇崩鼻壞，及胃爛其氣腐，瘡色白者，皆不治，逆證。

疹病發渴，切不可即與冷水，愚夫不知，謂水可勝火，習以與之，病者適中其欲，亦貪飲不止。殊不知天時暄熱，氣血強盛者，猶或可勝，若精神瘦弱，脾胃虛餒者，水寒相搏，未有不成壞病者矣。

肖巖按：福州習慣，出疹時，喜用荸薺浸水，飲之，皆

痲科

體實疹透者，斂之固宜。其奈婦女無知，竟有疹未透而總斂之，致冰伏其毒而變為壞症者，吾見亦多矣。是在司命者為之審察體氣虛實脈症，參何及天時寒燠，為之權衡，方免貽誤。

凡疹初收，要避風寒，勿食煎炒葷腥酸鹹之物，宜淡滋味。至一月後，可少與雞鴨肉食之物。若食葷太早，恐外毒雖泄，內毒須留，再出者有之，或屢出者亦有之。若誤食酸鹹，則恐其痰嗽，遷延日久而難愈也。若誤食煎炒，則生熱毒，或變雜熱，冒觸風寒者，或嗽而喘，或生壯熱，或成癱瘓，變症百出，難以治矣。萬氏

秘傳片玉痘疹

看疹醫家有三大忌

一忌驟用寒凉

當疹初出之時，雖有身熱煩燥口渴等症。即以宣毒發表湯。少加酒炒黄芩三五分以清之，切不可遽投黄柏黄連梔仁等大寒之藥。恐冰其毒而内伏。疹不得外出矣。後雖設法宜表而疹終不得出。可不畏哉

二忌誤用辛熱

疹初出時或有嘔吐之症。醫家必用蒼术半夏等

香砂仁煖胃。或手足厥冷。必用桂枝肉桂溫其手足。殊不知作嘔吐者。火熱蒸於胃也。今反以辛溫之味攻之。是抱薪而救火。至於手足厥作冷者。熱極似寒之象。俟痧出透而手足自溫和。醫不明此。反以桂枝可達四肢之末。肉桂可以溫經回陽。誤以又誤陷人性命。可不畏哉

三、忌兼用補澁

痧初出時。多有瀉而不止者。其毒火亦因瀉而減。此殊無妨。倘或泄瀉過甚。則用加味四苓散一服立愈。不可不知。切不可用。參术訶蔻補澁之劑以

圖速止。醫家全不細心參酌，乃曰吾於清解藥中，兼用此參朮訶蔻，分兩又少，何碍於事。一服不見立效，且曰分兩輕之故耳。於是多加分兩，再服，而疹忽症變矣。重則腹脹喘滿而不可救，輕則變為休息痢，纏綿不已也。可不慎乎。

若痲疹出淨之後，瀉黃紅色，乃內有伏熱，切宜用加味四苓散服之可也。兼用補澀且不可，專用補澀其可乎。記之慎之。

析屬腑主肺之說

此書皆言疹屬臟，而見症俱肺病，何也。蓋肺主皮毛，循經論也屬臟之說此本于感受之源非自始至終之論也故言癥必由內達外疹必由外入內所以疹一失治其傳肺也惡欬衄血其傳心也煩熱譫恐其傳肝也筋攣目障其傳脾也或瀉或痢其傳腎也骨蒸勞瘵當其初感之時通竅於肺火邪上干外應乎鼻則為癢而多噴嚏若鼻乾黑燥者金體本燥加以火刑之再失治則血得熱以妄行故為衄如寒邪襲肺則流清涕而鼻塞大抵心與肺相連火與金相爍其極痰化為水故肌肉臃脹鼻竅不通經曰臟最貴於肺以行營衛陰陽也邪火刑肺肺敗不能輸精於

皮毛。故皮毛焦枯。先見於鼻端。營衛不行。陰陽不續。遍身乾枯。鼻中出血。孔自開張。喘急者皆惡候也。治宜。清。金。涼。血。化。毒。扶。脾。為。主。　明讀無揆識書

論似是而非

凡嬰兒於變蒸時。肌上紅點。必呈。此腠理開肌肉嫩也。不必。疏。表。只。宜。調。和。氣。血。若在稍長。或驚風發後。邪氣將散。亦見紅點。此愈兆也。不作疹治。又有虛[illegible]癢極搔之。腫厚塊若雲樣者。此亦。血。熱。不。在。疹。例。或年既壯盛。受寒飲冷。客冒風邪。身熱頭疼。遍身紅點。此。傷寒。發。斑。也。當。從。傷寒。治。又有癮疹癧瘍於皮膚

疹科　十五

之關。望之見點。按之不得。此毒甚危於疹子。然疹之
名不一者。隨地異名。故有痲子。瘄子。瘖子。皆疹也。仝
上
諸書俱言疹為重。而癍為輕。殊不知。疹一透。而毒就
外解。癍之為署害。何可易言。書云傷寒下之太早。熱
氣乘之。入胃發癍。下之太遲。熱留胃中。發癍。胃爛亦
發癍。癍者。血熱。毒鬱。遏蘊熱。陰血得熱。而不解。浮於
肌肉。為癍。足陽明胃証也。恒有嬰兒無過條而見癍。
此必危之證。若癍如雲氣。浮腫於肌上。成塊癢極者。
可治。又有紅者生。紫者死。藍者不治之論。仝上

論出疹流涕

凡出疹至二三日，必兩鼻俱乾，待收完看毒氣輕者，清涕即來，就思飲食，此不必服藥。若清涕來遲，不須飲食者，須要清肺解毒，必俟鼻涕出，方可不用藥。長景岳

論透表不透表

麻疹無論大細小，必得透表，可無後患。其有一種癟悶焮赤，或隱隱上復有小粒，平塌不起者，亦有一片如風毒，偏身紅腫，但頭面不起。二者雖透，其中必有熱邪留伏，恐有他變，煎宜竹葉石膏湯去半夏，以

疹科　十六

滋化之縱有餘熱從此渙散矣若疹出而皮膚乾燥毛竅辣澀不能透達表者風寒鬱遏也越婢湯葛根解肌湯隨輕重取用其有表虛不勝發達者一味葱白濃煎時時飲之但得微汗即解若頭粒隱隱紅紫一片而不透表者火毒熾盛也白虎湯加荊芥元參如肌膚不燥唇色淡白二便如常而不透者中氣不虛也消毒飲加連翹木通車前茯苓雖有蘊熱不可輕用寒涼即用後劑升發亦必不能復透但當解劑使之消化為主亦有胸背腰腹隨處起發而紅頭面手足作痛作癢無此症必纏綿難已且有遲後五七日

復發如前兩三次而愈者。此氣候之異。當非不透之比。祇宜辛涼透表。漸次向安。欲求速效。轉增危殆。

張石頭醫通

辨色澤

醫以望爲首功。則色澤之宜辨明矣。凡疹發熱時。胸腹先見。宜謹避風邪。用胡荽酒噴之。投之以升發之劑。令其頭面兩頤透出爲主。見在肩背亦然。徧周身未見。兩顴先形。甚危。如兩頤腫脹。色同臙脂者。尤危。大概紅色潮潤者佳。紫色者重。黑色者危。白甚者亦危。回後癮紋黑者有餘毒 談氏

論相夾相傳

未疹而先有是症者。謂相夾。已疹而失於調治變異症者、謂相傳。主家畏其相夾。醫家畏其相傳。學者細心體認、此最易明者也。假如傷寒咳嗽鼻衄吐瀉喘急、食厥噴嚏、腹脹自汗。皆疹先之本病、治照所見症、至如驚風虛痢疳積諸瘡、一遇發疹。并所夾亦愈者、正所謂。經。內。達外。六氣、相乘。從此而解。也。倘疹毒未、透疏解未清。調理失宜。傳為口疳。為目翳。為瀉痢。為惡嗽、為咯血、為蒸熱、為勞瘵。為惡瘡、種種諸症。每致危困者。所謂。經。表入。裏、毒濺於內。故也。若痘先痘後

而求者各載痘科不復贅矣　全上

論爛喉痧　痧子即疹子

爛喉痧之症有感發有傳染蓋因天時不正沴厲之氣鬱於氣交之中其人正氣適虧口鼻吸受其毒而發者為感發家有疫痧人吸受病人之毒而發者為傳染所有自雖殊其毒則一是以感毒輕則爛喉輕而痧亦輕感毒重則爛喉重而痧亦重重者最易傳染往往一家傳染數口甚且由一家轉至一鄉故又稱之曰疫痧

疫痧初起身痛肢疼寒熱頻來隱隱痧疹鬱于皮膚

即。宜透。達。蓋痧。疹出則。喉輕。痧。疹。伏則喉。重。按症尤治全賴良工。精有識發。虞死生立判。宜用紅紙撚蘸茶油照看。皮膚。痧。點。隱。不。可。將火。照。喉。若痧粒分明者順。紫紅一片者逆。其色淡紅者順。紅紫而暗者逆。咽喉不破者順。深咽潰爛者逆。脈象和緩者順。細散者逆。精神如常者順。疲倦者逆。順症治之可以望痊。逆症治之難以獲痊。故治痧之法、誤投寒。劑則伏而。不。達。誤投。熱。劑。則。毒火。燃。原。是在臨症者心靈。手敏。慎。思。明。辨。處。方。的。當。以拯。救。之。也。右參處小陳氏儀徵任氏翁說

肯巖按此症不比正痧。第恐遇天行出診之時。未

知曉進有是症，初見疹點隱約，誤會為痲疹，或以升柴麻桂。及西河柳各藥，以升發之。則殺人不旋踵。吾望臨症者，慎勿遲疑。起瞭先看疹點。次開喉。若發疹喉痛，一時俱見。即須看喉有無腫爛。若有是候，作爛喉痧診斷。然欲治此症而救人，非平日研究虞山陳耕道疫痧草，則識見不及，勢必着手先錯也。又甚望習喉科者，有疫之時，看咽喉，又須驗皮膚。若兩者與見，幸勿孟浪從事，妄用吹藥，可先進湯藥，俟疫痧透發，然後再議吹藥，未為晚也。嘗見所及，願與同志商之。

疹科　卅九

運氣

萬氏曰：瘄疹之候。或間數年而發。或發則連年不已，何也。經曰：不知年之所加，氣之盛衰，虛實之所起，不可以為工矣。蓋司天者主行天之令，上之位也。歲運者主天地之間人物化生之氣，中之位也。在泉者主地之化，行乎地中，下之位也。一歲之中有此上中下三氣各行化令。氣偶符會而同者，則逼其化。其中於人則病矣。所以瘄疹必待其年而發也。六十年中天符十二年。戊子、戊午、己丑、己未、戊寅、戊申，乙卯、乙酉、丙辰、丙戌、丁巳、丁亥。其中又四年為太乙天符。戊午、己丑，己未、乙酉。謂之天符者，司天與運同也。然後天符、歲會、天與運及辰之同也。歲會八年，丙子、己丑、丁卯、甲辰、甲戌、戊午、己未、乙酉謂之歲會，與支同也。同天符六年，甲辰、甲戌、庚子、庚午、壬寅、壬申；同歲會六年，癸卯、癸酉、癸巳、癸亥、辛丑、辛未，謂之同。者謂歲運與在泉合其氣化，陽年曰同天符，陰年曰同歲會也。此五者雜而言之，共三十六年，合而言之，止有二十六年。經曰：天符為執法，歲位為行令，太乙天符為貴人。邪之中人，則執法者其病速而危，行令者其病徐而待，貴人者其病暴而死也。又子午之歲少陰君火主之，寅申之歲少陽相火主之。經曰：少陰所至為瘍疹，少陽所至為嚏嘔瘡瘍，惡病暴死。只凡數年剛柔失守，升降窒礙，舊者不退，新者不遷，則此年發而不已也。

看法

經云：望而知之之謂神。所謂望者，望其有形，辨其無形也。疹形症也，辨其色，察其部位，明其感受，詳其歲氣，則表裏熱虛實瞭然矣。

○下熱作涼，六七日而後出者輕。○淡紅滋潤，粒肥，頭面勻淨者，雖多亦輕。○發透三四，則氣不逆而漸回者輕。○自頭面先見，兩頤透出，旋至於足，形若芥子，色若桃花，二三番齊透，神氣安寧，飲食如常，二便譫語。此順候也○熱雖盛，色雖赤，多咳多譫，煩燥難安。頭面俱透，以手摸之磊磊可形，勢雖劇亦易治○喘咳煩悶，睡臥不安，二便壁閉，飲食不進，雖見黑紫譫。此火毒熾甚，治宜清解○疹雖透而色淡白，乾咳不續，減食便溏，精神疲倦，此中氣不足，宜固中氣而兼清肺○閉有風寒外襲，閉其腠理，或飲食停滯而氣道窒塞，以致疹不易出，治宜疏利○頭面難出而頭難透者重○紅紫暗燥者重○咽喉腫痛不食者重○冒風旱濕者重○兩顴如紫雲成片者重○移熱大腸變痢者重○疹中夾癍氣逆者重○疹中夾痘須明辨其真偽分治。○黑暗乾枯如灰煤者不治。○隨出隨沒者不治。○鼻煽以張目無神者不治。○鼻青囊黑者不治。○氣喘吸短者不治。○痧後牙疳臭爛者不治。○熱極喘脹胸高肩息狂言衄血撮手摸頭尋衣摸床喘惡便閉口出屍氣者不治。○正氣不足不能逐邪外出毒伏於內喘脹而死俗名悶痧是也 讀心揆勿科讀書

脈候

痧疹之疾有形之證無所用診又藏氣主之似不必診然經曰微妙在脈不可不察。察之有紀從陰陽始

是則不可不診也。先哲有言曰：痘疹脉靜身涼者吉，脉躁身熱者死。可見痘疹亦用診矣。大抵小兒之脉，多帶滑數。痘毒之脉，又多浮大而數。傷寒論云：浮為風，虛大為氣。強風氣相搏，必成疹癮。又曰：數脉不時則生惡瘡也。七歲以上，五至為平，過則為太數，邪氣實也；不及為遲，正氣虛也。浮而數，表熱也；浮而遲，陽氣衰也；沉而緊，裏熱也；沉而細，元氣脫也。痘疹為陽病，其脉浮沉俱宜帶洪實。若弱而無力，為陽病見陰脉凶。凡診得浮而無根，瞥瞥如羹上肥，數而急疾，連來如雀之啄，細而微散，縈縈如蛛之絲，遲而微絕，滴

滴如屋之漏，沉而時只，如魚之躍，皆死脈也。王氏幼科準繩

凡出疹自熱起至收完，但看右手一指，脈洪大有力，雖有別症，亦不爲害，此定存亡之要法也。○張景岳云：按此得陽症得陽脈之義，若細軟無力，則陽症即陰脈矣，元氣既弱，安能勝此邪毒，是即安危之機也。故凡疹得陰脈者，即當識爲陰症，而速救元神，宜用傷寒溫補托法，參酌治之。若數以癍疹爲陽毒而概用清寒，則必不免矣。○白振斯云：自出至收，但看脾肺二脈大而有力，所謂陽症得陽脈也，雖有別症，亦

不爲害。此定死生之要法也。○按張氏但看右手一指。白氏但看脾肺二脈。大抵五歲以上之脉法也。治疹者當參形症而參酌之爲是。

肯岩按内經黄帝曰。乳子而病熱。脉懸小者何如。岐伯曰手足温則生。寒則死。帝曰乳子中風熱喘鳴息肩者。脉何如。岐伯曰喘鳴息肩者。脉實大也。緩則生。急則死。此内經之旨。立言簡要。總括無遺。其奈嬰兒。無恃生人。初見不無啼叫。致呼吸先亂。神志會怯而遲數大小。已失本來之象也。欲切其脉。實難確定。斷痘疹爲有形之症。應考先哲專科參合脈而從症。茲述相傳之脈法，為臨診五歲以上者采旁參。此又不可不於指下推尋也。

指紋要言

幼科指紋，總無正論，異議遊移不定，反滋疑惑。所以張景岳、夏禹鑄輩，皆謂可不必用也。然五歲以上之嬰兒，切脈既不能準，何如細驗指紋，尚有紋色之可憑。考指紋之法，實始於宋人錢仲陽。錢氏為幼科鼻祖，以食指分為三關：寅曰風關，卯曰氣關，辰曰命關。其訣：風輕，氣重，命危。雖未必皆驗，而其義可取。蓋位則自下而上，象則自淺而深，證則自輕而重，故人皆可信。惟末後如某色之指紋，定為某種之驚風。不知何人偽託參加。有此離奇詭異。陳飛霞著指紋斷義一篇，駁之議是。至陳氏所言虎口之紋，即太淵之旁支。洵為千古之特識。蓋太陰之脈，起於中府，而終於拇指之少商。指紋之變易，即太淵之變易。何必另立異說，使人心亂？但當浮沈分表裏，紅紫辨寒熱，淡滯定虛實，則用之不盡矣。業是科者，可不悉心研究，為保赤之明鏡也夫。

看指紋法

疹科　二十四

指紋三關圖

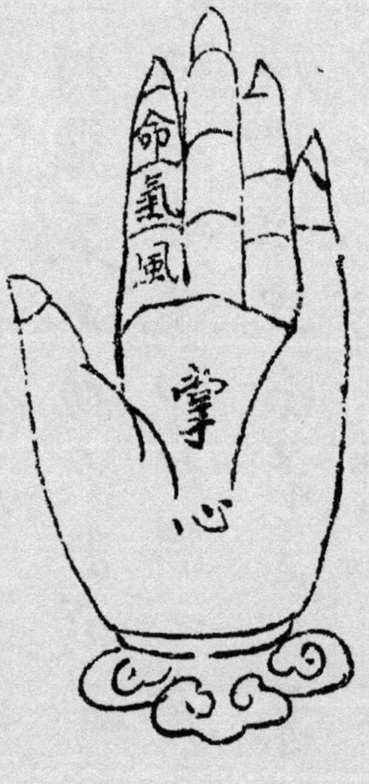

小兒初生至五歲，血氣未定，呼吸至數太過，必辨虎
口三關之色，可察病之的。蓋男察左手，女驗右手，蓋以
左手屬陽，男以陽為主；右手屬陰，女以陰為主。然男
女一身均具此陰陽，左右兩手亦當參驗。左手之紋
應心肝，右手之紋病應脾肺。知此消息，方得變通
之法。論陽紋虎口紋訣
凡人抱兒者，宜向光之處，以左手握兒食指，以右
右手拇指推兒三關，察其形色，細心體認，再辨紋色
虛實寒熱虛實之交，與人心好惡，不從實地用功，以
此為淺近之談，不肯留意，不知然，益能辨此六紋之
六十

猶登高之天，蓋表裏清濁熱病之症，經表府而下
無誤，寒熱明則知用熱逆寒，用寒逆熱，或寒因寒熱
熱因熱用，因時制宜，用熱不當，虛實辨明，則知大虛
有盛候，大實有羸狀，不為假證眩惑，凡真虛真實，為
知假虛假實，難辨真假，照明則無虛虛實實之患，於
此切要關頭，不細體會，但以不經之言欺世誑論，謂
治者為人為何，者為蓄為，不辨其人而自欺也，不特
無益，谷害，且誤人之生，亦是誰之咎哉。

三關部位歌

初起風關證未央，氣關紋現急須防，乍臨命位誠危

息射甲逼關病勢彰。

浮沈分表裏歌

指紋何故乍然浮。邪在皮膚未足愁，腠理不通名表證，急宜疏解汗之投。忽爾關紋漸漸沈，已知入裏病方深。莫將風藥輕嘗試，須向陽明裏證尋。

紅紫辨寒熱歌

身安浮見紅黄色。紅艷多從裏得。淡紅隱隱本虛寒，莫將深紅化為熱。關紋見紫熱之徵，青色為風古所稱。傷食紫青痰氣逆。三關青黑禍難勝。

淡滯定虛實歌

指紋淡淡亦堪驚。總為先天稟賦輕。脾胃本虛中須弱。切防攻伐損胎嬰。關紋濇滯甚因由。邪遏陰榮衛氣閉。食鬱中焦風熱熾。下行推蕩更何求。

紋形主病歌

腹痛紋入掌中心。彎向風寒次第侵。紋向外彎痰食熱。水形脾肺兩傷陰。

凡看指紋以我之大姆指側面推兒食指三關切不可覆指而推。蓋螺紋有火。尅制肺金。紋必變色。又只從命關推上風關。切不可從風關推出命關。此紋愈推愈出。其紋在先。原未透命關。誤推而出之。大損

肺氣。慎之戒之

以上表裏寒熱虛實。鑿鑿有據。但能於臨證之時。認得此六字分明。胸中自有主宰。雖不中不遠矣。

肖巖熱歷考古今幼科痘疹各書。皆觀形察色審症定治。並不言及指紋。惟李梴醫學入門有云深紅瘡疹是傷寒。借語爲未辨。試問在抱之嬰兒。若不推看指紋則表裏寒熱虛實。將何由而斷乎。謹錄羅浮陳飛霞指紋歌訣。明白了當。讀之瞭然。舉一反三。治疹固可參叅。御治痘亦何莫不然。若能細心參究。則癥無遁情矣。

治法

論曰治痘如救火。余曰治疹爲甚。風與火相搏于肌肉之間。寒與熱互擾於表裏之際。有乘邪而發者。有因驚而來者。有感食而越者。有屬毒所致者。有中虧而出者。人之安危。勢在眉睫。苟一措延。爲害匪小。治疹之法。首務發散。風寒壅遏者得矣。自汗表虛者宜。可乎。痰食相交者。功在疏利。腸胃閉結者得矣。脾虧虛蘊者可乎。火毒內蘊者。務在清涼。此即降火滋陰之說也。衄血喉閉者得矣。中氣虛弱者可乎。合而言之。審時制宜。是在良工。故曰微汗而邪無蒙。便利而毒。無壅。衄血。則邪從衄解。下利。則毒以利消。喉痛煩渴。解毒為先。譫語恍惚。清心為主。審四時之寒燠。投湯劑之溫涼。以之施治。其不中款者。鮮矣。

夫麻疹一症。先動陽分。而後歸于陰經。故標屬陰。本屬陽。其治也。先發散行氣。而後滋陰補血。凡動氣燥悍之藥。皆不可服。經曰。邪氣盛則實。邪既盛矣。非汗散何繇而除。又曰。發表不遠熱。表既實矣。非辛散何繇而解。若以苦堅其肌膚。以寒束其毫腠。則邪從何處宣洩。所以錢氏之論。疹要清涼。非寒涼也。談氏幼科藏書

疹科

初發熱欲出未出時宜用宣毒發表湯今製方定君臣佐使分兩以半歲男女爲式看其年之大小爲加減下倣此

升麻三分　葛根八分　防風六分

苦桔梗六分　薄荷葉三錢　前胡一錢

連翹六分去心　枳殼五分麩炒　荊芥穗六分

牛蒡六分　木通七分　甘草三分　引淡竹葉一錢同

煎服若天氣大熱加酒炒枯芩五分天氣嚴寒加

麻黄三分

麻疹已出而紅腫太甚宜用化毒清表湯

前胡七分　粉葛七分　知母七分

連翹七分去心 元參一錢 桔梗七分

川連酒炒三分 枯芩酒炒五分 薄荷用葉五分

木通七分 桃仁炒三分 牛蒡研末七分

花粉八分 地骨皮八分 甘草三分

引淡竹葉一錢 白燈草十五寸 同煎服 或加犀角粉二分亦可 口渴加麥冬一錢去心 煅石膏一錢五分 便秘加酒炒大黃七分

疹已出透 身熱未全退 毒氣流注而成痢者 宜用清毒導滯湯 此方妙在連翹牛蒡以解疹毒

黃連酒炒五分 黃芩酒炒七分 白芍生七分

枳殼七分麩煨 青皮三分 山查一粒去核
檳榔五分 川朴七分 歸尾一錢
陳皮七分 連翹八分去心 牛蒡八分
甘草三分
引淡竹葉一錢 白燈心十五寸 可將生犀角三分
同煎服 痢多赤者加紅花三分 地榆五分 桃仁五
分去皮尖 秘澀者裏急後重加酒炒大黃八分
以上三方皆聶氏久吾所手定也 但其中變化相
時看症 或加減一二味 又或斟酌分兩 投之即見
得心應手之妙

疹後咳嗽氣粗宜用清肺飲

桑白皮五分 地骨皮五分 麥冬錢半去心

毛柴胡六分 元參八分 苦桔梗七分

陳橘皮七分 枯芩酒炒七分 煅石膏一錢研

天花粉八分 小生地一錢 木通七分

甘草三分

引淡竹葉 白燈心同煎 如肺熱極去陳皮加丹皮

五分 遠志六分 牛子六分炒研

疹後口臭口瘡唇爛兼以咽喉疼痛宜用敗毒散

生地錢半 丹皮七分 柴胡七分

疹科

桔梗八分 薄荷五分 連翹八分炒研

牛蒡八分炒研 黄柏五分 花粉八分

枯芩七分酒炒 元參八分 赤芍五分 銀花八分

甘草三分

引加淡竹葉、煅石膏各一錢，白燈心十五寸，同煎。

再用生犀角磨汁少許，和藥同服。以上二方乃前

清國初張純嘏御醫手定經驗妙方

疹出四五六日回時，尚有餘毒留於脯胃，咳嗽氣粗，

外熱不退，宜用清肺飲

石羔一錢五分煅 生地一錢五 五 柴胡一錢

麥冬二錢去心 元參一錢 桔梗七分

陳皮六分 殭蠶炒五條 黃芩七分

歸尾七分 知母炒七分 生甘草三分

引加淡竹葉七分 燈心五十寸同煎服

疹後面色清白唇淡氣弱宜用調養理健脾保肺湯

此方揆之於理亦可用

白參八分 人參三分去白 黃蓍蜜七分

丹皮五分 白芍七分 沙參一錢

陳皮七分 當歸六分去尾 百合一錢

薏米炒二錢 麥冬去心一錢 炙甘草一分

引加建連肉七個去心同煎服如大便不實泄瀉白芍加廣木香三分土炒白术五分煨熟訶子肉二分如泄瀉黃色加酒炒黃芩五分車前子五分

治瘡牙疳搽藥用救苦散

人中白五錢煅過　又寒水石三錢井水飛過　青黛五分要靜花

白硼砂一錢五分炒　川黃柏一錢五分取極細末　冰片一錢五分取細末

真牛黃二分

右藥七味按法泡製另研為極細末然後和勻以苦茶拭淨患處搽上此散搽三五次即愈搽十數

一次全寬

疹出咽喉腫痛不拘初起回時皆可以之宜用二聖散

苦參三錢 白殭蠶二錢 共為細末吹入不過三兩次即痛止腫消

疹後咳嗽氣喘昏焦結熱在內煩躁不安或口鼻出血不拘前後俱宜服犀角解毒化痰清火丸

犀角解毒化痰清火丸

生犀角鎊一兩研成末不用 當歸尾八錢 牛蒡子炒

牡丹皮一兩 連翹去心一兩 赤芍六錢

一十 二十二

川貝母 去心 一兩　生地 酒炒 一兩　花粉 一兩
薄荷 一兩　紫草片 一兩　甘草梢 一兩
黃連 三錢 以上各味揀選泡製俱研為細末煉蜜
為丸如彈子大每服一丸淡竹葉湯化下
瘄後失調體虛氣弱且又泄瀉將成疳疾宜用健脾
肥兒丸
人參 五錢 去蘆　黃芪 蜜炙 一兩　神麯 二兩
山查 二兩　扁豆 去皮 一兩　黃連 三錢
橘紅 五錢　白术 一兩 淘米水浸　白芍 六錢 酒炒
當歸 八錢 不用尾　陳皮 五錢　山藥 一兩

地骨皮六錢 白茯苓炒一兩 百合八錢

甘草五錢

以上各味按法炮製俱研爲細末煉蜜爲丸如彈子大每服一丸老米湯化下凡蜜丸俱忌食葱

疹後咳嗽不止內熱不清心神不寧夜臥不安或生瘡疥宜用天真膏

生地四兩 麥冬去心四兩 白茯苓一兩

黑參四兩 知母三兩 棗仁二兩炒

沙參四兩 茯苓二兩 黃芪四兩炒

當歸身二兩 牡丹皮二兩 苡米四兩

紫菀二兩　橘紅二兩　白朮四兩炒
桑皮三兩
以上各味按法炮製入砂鍋內用長流水熬汁濾
乾滴滓以桑柴文武火熬兩個時辰去渣澄清再
入砂鍋再熬用蜂蜜收成膏另以磁罐收貯每服
三四匙開水調服
麻起發熱未見外症或連熱三四日始見疹標不甚
煩燥或係嫡疹隱疹此由風熱客於脾肺所致用荊
防發表湯此方大能疏風清熱
荊芥五分　防風五分　乾葛八分

紅花　分　桔梗五分　枳殼五分

蘇葉五分　川芎五分　當歸五分

陳皮三分　杏仁七分　山查一錢

甘草三分

右方或去陳皮，加牛蒡子七分，連翹殼五分。夏天炎熱，可加酒炒枯芩五分；冬天嚴寒，可加麻黃三分；如小便黃赤，可加木通七分。此朱氏加減法也。

西河柳一名觀音柳，為透麻疹之聖藥也。冬月用枝梗，春夏秋用枝葉。若窮鄉僻壤，買藥不便，可用一錢煎湯服之，疹即出現。

芫荽一名秀菜。亦透痧疹之聖藥也。生取來。連根帶葉搗爛。約有三錢入於磁碗。用白開水半鐘。同入碗内泡少頃。其。其味自出。連日服之。痧出更快。屢試輒驗。若再加白脂蔴萁□。同併服更妙。窮鄉僻壤。用此可當明醫　又云當出痧之時。發熱三四日。已現痧標。但出得艱難。不能依期出透。或因冬月嚴寒。風寒外束。宜用連根芫荽四五兩。入一砂鍋内。以清水炭火煨滚。送進房内。令芳香之氣。透達上下。自然痧易得出。切不可用湯洗浴。恐風寒外襲。更生變症。

肖巖按西河柳又名赤檉柳。又稱御柳。皆別名也。

氣味甘鹹溫無毒。本經逢源。治痧疹不出。喘嗽悶亂。用以逢達。推其性溫。於冬天嚴寒時。用之相宜。若春夏陽氣發洩。兒又壯實有火者。切不可用。慎之慎之。

○芫荽一名胡荽。又名蒝荽。氣味辛溫微毒。嘉祐本草。痳痧疹痘豆瘡不出。作酒噴之立出。楊仁齋指有害。小兒虛弱。及天氣陰寒。用此最妙。如兒壯實。及春夏晴暖。陽氣發越之時。服之。是以火益火。胃中熱熾。毒氣則變成黑陷矣。不可不慎歟。故並揭之。爲用者之方針

以上十一方。乃江寧周雨郇重刻活幼心法時所

疹科

攝氏治正疹止訂三痧，類為太簡，故取孟介石諸方，擴而充之，有資於世，以備同志者自審擇焉。

麻疹愈後牙齦潰爛，肉腐出血，臭氣冲人，皆因疹後未服解毒清利之劑，以致餘毒遺熱不退，積於皮膚，入於胃中，久而不散，故發此證，宜清胃散、涼膈散、犀東丹等劑治之，以退胃火，可無木患。

唇口多瘡而極癢，一似傷寒狐惑之病。若不急治，上下唇為蟲蝕腐爛，以及咽喉失聲，遂為不治之症，宜急用化蟲丸治之，雄黃散擦之，可愈。馬氏疹科纂要

致和湯　初發熱通用

桔梗　荆芥　防風　山查

牛蒡炒　乾葛　橘紅各等分　升麻

甘草减半

右加燈心、生姜，水煎服。○疹之來也，風邪居多，故用甘桔湯合升麻葛根湯，加山查、橘紅以清胸膈之滯，加牛蒡、荆芥以解肌膚之閉。半表半裏，此方得之。

右加葱白、燈心，水煎服。○解散而不失之過，寬腸而不失之迅，透托和中，此方最良。

荆防化毒湯　治發熱見標

荆芥　防風　牛蒡子炒　杏仁
元参　殭蠶　蘇子　茯神
川芎　鈎藤各等分　甘草減半
右加芫荽、燈心，水煎服。鬆肌則毒自透，牛蒡、殭蠶是也。表散則疹隨汗解，防風、荊芥是也。杏仁、蘇子下氣寬膈，茯神、鈎藤鎮驚寧心，川芎以上行，甘草以解毒，功莫備焉。

杏仁膏　治胸痧氣喘難透
杏仁二十一粒，去皮尖，搗爛為泥　天蟲一錢，為末
麗穀子一錢，為末，共入杏仁泥內　右酒藥調服。

杏仁入肺，而性溫；鼠黏利竅性涼；天蟲直走筋絡。古良法也。

麻黄梔子湯　治紫黑色疹兼癍者。

麻黄蜜焗炒黑　梔子連殼　荆芥

黄芩　黄連　木通　山查

鼠黏子炒　石膏煅　紅花酒洗　蟬蛻去頭足，各等分

甘草減半

右加蘆根、燈心，水煎服。此散中加清涼之劑，氣中加涼血之品，自然毒化而疹透矣。

清解散　治熱盛喉痛疹赤

粉甘草　牛蒡子　桔梗　荊芥

連翹　枳殼　丹皮　花粉

桔紅　山查　前胡

右加燈心水煎服。開提而兼清涼。導痰而兼透托。正色兼解毒。治疹之法得矣。

透肌化毒湯　治色滯下陷痰喘煩悶

升麻三分　葛根一錢　杏仁九粒

蘇子一錢炒研　殭蠶錢半炒　牛蒡一錢炒研

木通七分　山查錢半　羌活八分

甘草三分

右加櫻桃核十五粒，水煎。古人治疹，先論色澤，即講部位。如色之紫，黯血凝也。牛蒡、山查、木通，疏其滯。也。如顯面赤紫，氣滯也。升麻、羌活、葛根，提其氣也。蘇子、杏仁，下氣寬腸；天蟲、甘草，以透托解毒。治疹之良能，外是乎。

化痲湯　治熱極深紅色

人參　石膏　桔梗　連翹

牛蒡　升麻　地骨　知母

淡竹　甘草

右水煎服。熱解則毒化，氣提則疹自透，決無閼。

抑之速。

清金化毒湯　治喉痛鬱熱

山梔　陳皮　甘草　茯苓　芍藥

薏米　知母　連翹　牛蒡　麥冬

右加燈心水煎服。培土以生金，則用茯苓薏米，滋陰降火，則用知母麥冬，加甘草牛蒡，以清咽喉之毒。得芍藥山梔，以斂遊行之火，快膈和中，功莫焉。於陳皮清腸之義，於斯得矣。

以上捌方乃從讀心撲壺齋識書選抄，以備臨症參審而用之。

驗方備用

治疹奇方 石室秘錄張真人傳

當歸二錢 元參三錢 升麻三分

甘草三分 乾葛一錢 水煎服 加減法 如心火熱極

加黄連三分 肝火加梔子六分 肺火加黄芩 麥冬

各一錢 宜辨各經病 亦看小兒山根之色 然看一

時須洗去面上塵垢 方見明顯 痘疹全書 統諸症

以立言 余總秘要 以傳元象之秘書 出入加減 神

奇之極矣

治夏日發疹妙方 岐真人傳 仝上

疹件

紫蘇葉一錢 苦桔梗一錢 粉甘草一錢 川升麻五分
大元參三錢 青蒿穗三錢 大麥冬二錢 細生地三錢
水煎服

嶺岐真人曰張真人治四時之疹。余方治夏日盤疹也。切記此二方。何患疹病之難治哉。

奪命散 治癒疹已發未發並宜服之。
川升麻 五分 淨糯米 二錢 紫草片一錢五分
粉甘草 三分 小木通八分 水煎服不服遺疹熱毒勢甚者可服之解蘊熱而利小便

防風解毒湯 切料全 治斑疹初發值天氣溫煖之時。

以此辛凉之藥發之。
敷防風七分 薄荷葉七分 荊芥穗五分
生石膏三錢 肥知母錢半 苦桔梗一錢
粉甘草五分 牛蒡子錢半 連翹殼二錢
小木通八分 枳殼七分 淡竹葉二錢

如聖湯 活人書 治疹毒攻喉腫痛
苦桔梗錢半 牛蒡子錢半 生甘草一錢
麥門冬二錢 引淡竹葉錢半 同煎

密蒙花散 仝上 治疹瘡諸毒入眼
密蒙花 青葙子 決明子 車前子 各錢半 共研末用

參斗

羊肝一片，破開作三片，摻藥令勻，卻合作一片，以濕紙七重裹，圍灰火中煨熟，空心食，否則改用羊肝煮湯，食後調服亦佳。

葛根麥門冬散 陳氏痘疹 治小兒熱毒斑疹，頭痛壯熱，心神悶躁。已云此方足陽明胃經之藥也。外除表邪，內清胃火，兼補元氣。若非發熱作渴、表裏有熱者，不可用。若表裏俱虛，而發熱作渴者，宜用人參麥門冬散。

粉葛根三錢　麥門冬去心四錢　生石膏五錢

粉甘草一錢　川升麻七分　潞党參二錢

結雲苓二錢　赤芍藥一錢

右研粗末。每服三錢，水一杯，煎至七分，去渣，徐徐温服，不拘時，量大小增減。

人參麥門冬散

麥門冬一兩　路黨參　炙甘草

蘆薈皮　漂白术　川厚朴各五錢

右為粗末，每服三錢，水一杯，煎七分，去渣，徐徐温服，不拘時候，量大小增減。

菊花散 準繩　治疹毒入眼諸症

白菊花　綠豆皮　密蒙花　旋覆花

穀精草　粉甘草各五錢

疹科　四一

右每貼用三錢，引柿餅一枚，粟米泔一杯，煎水乾為度，取柿餅食之二日次效。

瀉白消毒散準繩

桑白皮三錢　地骨皮三錢　牛蒡子一錢半炒研
荊芥穗一錢半　苦桔梗一錢　粉甘草一錢
紫背萍二錢　同煎服

治疹後休息痢方。疹出之時，曾作泄利，未經消解，至疹退之後，變為休息痢，不問赤白，裏急後重，日夜無度，此餘毒在大腸也，以黃芩送下香連丸，虛者加人參，滑者加樗根皮，俱於丸藥內加之，勿入煎藥。

○黄芩湯　○酒黄芩　酒川連　當歸中　濟川
草　粉甘草　煨木香　杭白芍　水煎服[illegible]滋
治疹後壯熱方○疹子既收。其熱不解。邪火。拂鬱。遷
自發熱。晝夜不退。髮枯膚瘁。漸成疳瘵。以清熱除疳
丸主之。若不早治。以致睡則揚睛。口鼻氣冷。手足厥
逆。微微搐搦。變為慢風。不救者多矣。
黄連六錢　當歸二錢　川芎一錢
乾蟾頭一錢燒　青皮一錢半　陳皮一錢半
龍膽草一錢半　史君子　蘆薈各一錢二分
右共研為末。神麯糊丸。米湯送下。

疹科

治疹後水停腹脹者宜猪苓湯
猪苓三錢 茯苓三錢 澤瀉三錢
滑石一錢 阿膠一錢 共以長流水杯半煎成入阿膠消
化溫服

治疹後大便泄瀉方 錢仲陽
茯苓三錢 猪苓三錢 澤瀉二錢
新會皮一錢 水煎服

明目散 治疹後目翳 誌心撥下仝
蟬脫 地骨皮 牡丹皮 防風各五錢
黄連二錢 菊花三錢 金銀花六錢 川芎一錢

龍膽草一錢　甜瓜子一合

右為末荊芥煎湯下一錢五分○疹毒最易入目治宜亟圖。用川芎。菊花。以引經。用蟬蜕。防風。以去翳。地骨。皮。則氣。血。之毒。盡。化。黄連。銀。花。則。瘀。癘。之。毒。悉。除。龍膽。甜瓜。不惟。平。肝。且能。解。毒。

清肺飲　治疹後咳嗽

苦桔梗　前胡　橘紅　杏仁　連翹

元參　瓜蔞霜　蘇子　枳殼

金銀花　貝母各等分

右加燈心水煎服○治痰以利氣為先治嗽以潤

沛為主疹之前後堪用

加味瀉白散　治疹後火嗽

桑白皮　蜜炙地骨皮　款冬花

黄芩　梔子　苦杏梗

黄連　大青　天花粉

元參　連翹　右加燈心水煎服為亦可

○蓋疾因火動火上則氣亦上故治疾先理氣導

氣必降火乃標本之論也

香檳散　治疹後痢

木香　檳榔　陳皮　枳殼　木通　金銀花

厚朴　山查　青皮各等分

右㕮咀燈心水煎服○導滯之法兼開胃解毒之中加利水其不適投寒劑者慮疹毒未即清也

香連丸　治疹後痢　木香　黃連　檳榔

陳皮　白芍藥　神麴　茯苓　黃芩

枳术

右為末神麴作糊丸。炒砂仁湯下。○香連丸此古法也強脾有除濕之功開胃有進食之效推陳致新。斂陰濟陽於此得矣。

解毒延齡膏 育嬰家秘 ○治小兒初生拭去口中惡物三

形，彩

四卅四

日之内，即以此藥抹兒〻口。能解穢惡之毒。亦可免

瘡疹驚風之疾。　蜆脫〻上臍帶取一二寸新瓦焙

為末五分　黃連末二分半　硃砂末一分

麝共研極末。用蜜和。抹兒口中。令咽之，以解胎毒。

實驗治療

廣州[illegible]建設 完成時代使命

[illegible]務社 [illegible]錢

[illegible]爭執的問題

本報資料室

[illegible]這○至○點是中小國家主張擴大大會權力，使之超越安全理事會：○○反對這一主張。在頓巴橡樹會議所議決的國際和平機構建議之中，關於大會職權的規定低於安全理事會。維持國際和平與安全的主要責任由安全理事會負任，（建議案第六章第八節）[illegible]會僅止研討關於維持國際和平與安全之○○合作原則，若須採取行動，無論已否討論，[illegible]大會○交安全理事會，並編定大會[illegible]

七、大會是否應有權要求理事會報告其已採取或擬採取以應付影響○和平安全之任何問題之任何措施？

八、大會是否應有權[illegible]用理事會[illegible]第八章第二節第八項之規定「武力使用之計劃應由理事會藉軍事參謀委員會之協助擬定之」之權力？

九、[illegible]特別規定之例外以[illegible]大會是否應有權[illegible]

[illegible]執行行動」。在此次會議中，英，中，美提出「任何國家在世界安全機構作最後決定之前，有抵抗侵略之權力」的修正案。[illegible]問題的爭論，在於南美各國堅持保留最近泛美會議所決定的[illegible]案，要求汎美區域機構應與國際控制分開。理由是蘇聯與其他國所訂的○方協議，已被允許不在討論之列。關於這一點，五強會提出折衷方案「各會員國有個別或集體自衛之固有權力」[illegible]

[illegible]希望獨立，但未夠資格。」荷，法等國同意○蘭波意見，並要求將[illegible]我國修正案，蘇聯支持我國建議，主張「安全獨立」應為託治之消極目標，不於被託治領土「自治」或「獨立」，應依從「民族自決」之原則。託治委員會最後通過我國建議，將「獨立」一詞加入世界憲章之託治一章中。二、託治領土[illegible]

[illegible]國表示「國際託治建議不適用於其屬地南一類之領土，對其殖民委任統治地保有全部最後[illegible]主張。但法國默認西南[illegible]大不列[illegible]他國家計劃於其屬大部的，新赫[illegible]底及新喀里多尼亞[illegible]地之共同安全（法外皮杜爾九月一日在記者招待席上宣稱，[illegible]南聯邦也激烈反對改變[illegible]任統治地[illegible]，[illegible]並要求西南非洲加[illegible]聯邦，但仍[illegible]之委任統治制度。三、統治辦法[illegible]

[illegible]求取消五強對國際[illegible]修改之否決權。據路透社六月六日倫敦電傳，五強專門委員會對於這一問題[illegible]原有決定。[illegible]

參加這一委員會的宋○列夫，據電訊所○，舊金山人士「大[illegible]」，以爲會議將[illegible]

[illegible]國家聯合會議之[illegible]階段。六月[illegible]

蘇俄代表所提「軟化否決權」之議案。

自從蘇聯提出關於決定某一事項是否應爲一程序問題或不在和解決爭執範圍以內，五強可使用否決權以及[illegible]

《实验治疗学》引言

《实验治疗学》为三山医学传习所教材之一，陈登铠编。上卷首页题“三山医学传习所讲义，实验治疗，陈登铠编辑”。中卷首页题“三山医学传习所第四学年第二学期讲义，实验治疗科，陈登铠编辑”。下卷首页题“三山医学传习所第四学年第三学期讲义，实验治疗学，下卷，陈登铠编辑”。本书有残缺，中卷缺“第128～133页”，下卷缺“中风”以后的内容。陈登铠非常注重医案在教学中的作用，本册所录医案俱为陈氏本人历年来治疗经验所得，时间最早为1881年，最晚为1912年，前后长达30多年，分上、中、下三卷。上卷为表症8案、暑症4案、疟症10案、痢疾5案、泄泻8案、霍乱5案、疫疬13案、时毒7案、头痛19案、呕吐6案、心腹诸痛14案。中卷为哮喘11案、虚痨10案、浮肿7案、脚风6案、麻疹3案、痉痫痰饮2案、便秘4案、血症5案。下卷为咳嗽5案、淋浊2案、肺痈2案、疮疡4案、不眠7案、中风6案、遗精、黄疸、痞块、腰痛、耳病、喉症、齿痛、妇人杂病、带下、妄行、小产、胎前、产后各案。

三山醫學傳習所講義

實驗治療

陳登鎧編輯

緒言

葉氏之臨症指南。乃平日所診治。立案處方。門人輩彙集成帙。述其所作。其中不無攙雜。於病情之能否切合。究難深悉。經徐氏批點。剖晰詳明。讀者不致誤入歧旁。其文理之妙。天機活潑處。當留心揣摩。方無固執好奇之弊。斯編係余二十年前所集治驗之方。是時得有餘閒。能記憶者。由始期而至全痊。默而識之。分為上中下三卷。所叙病由療法及加減處方。不尚存文。只錄實驗。聊為實習補助。而知出入用方。效果立見。治病有毫厘千里之異。學者務宜詳審。

下卷

實驗治療上卷

表證

丙申孟秋蒲氏之子。年十七許。為用力閃背。微有惡寒。欲蓋衣被。外有發熱。口乾耳鳴。舌苔囈語。服羚羊葛根桔梗桑枝諸藥。症見依然。延余診之。細按脉息。左弦滑而急。右浮滑帶急。係閃挫時血熱。風淫邪入厥陰陽明。其樞不能轉出少陽。以肝主筋。陽明主宗筋也。即肺經亦有燥象。故始有咽疼之苦。當取大柴胡湯去大黃半夏姜棗。加川貝桔梗滑石荷梗。主之。

方 川北毛柴錢半 杭白芍生錢半 枯条芩錢半

寒散治二劑

綠枳殼一錢　川貝母二錢　苦桔梗錢半

原滑石四錢　鮮荷梗五寸

又服方後，惡寒減，揭去衣被，渴欲飲水，背疼唇舌甚紅，肌熱無汗，仍有譫語，煩擾不眠，大便秘，小便難，從涼膈清熱，佐以樞轉法。

涼膈散去硝黃，薄荷，加柴芍羔貝，忍冬，桔梗。

淡竹葉三錢　連召殼三錢　生梔子二錢

枯條芩錢半　北柴胡錢半　杭白芍錢半

生石羔研二　川貝母二錢　忍冬藤五錢

苦桔梗錢半　粉甘草七分

發疹已兆於前，因痛、

又服前方，肌熱已退，舌亦上苔，唇色轉淡，神識頗清，夜稍安寢，口不作渴，遍身發疹痦瘰，咽痛，是厥陰風木已平，陽明燥氣外泄，邪欲從肺而出，本屬吉兆，惟大便未解，小便短赤，裡熱未清，桑蠶、鮮托兼清裡熱，大便不攻自下，以葛根連翹散（三味）加味主之。

粉葛根二錢　連翹壳二錢　赤小豆四錢

鮮橅仁五錢　川貝母二錢　苦桔梗錢半

牛蒡子錢半　鮮竹葉片七十　芦筍根六錢

又復診，脈息弦象已平，而消急依然，諸症均減，大便尚未通解，再與涼膈散去硝黃、芩薄，加桔梗、枇杷、粉貝萆薢茯苓以清餘熱。服後大便即通病得全愈。

關玉琳天津人。為海天兵艦維工。春感溫邪。發熱面赤。口渴舌黃。遍身作痛。脉息弦滑。係濕鬱化熱。法宜疎解。以桑葉溫胆湯。去陳半加花粉貝桔梗牛蒡通草主之。

小桑枝錢半　杭白芍錢半　新竹茹三錢

綠枳殼一錢　結茯苓三錢　苦桔梗錢半

天花粉四錢　牛蒡子錢半　川貝母二錢

白通草錢半

又服前方熱退渴止。痛減便通。維飲食不思。乃餘大未平。再與前法，以疏泄邪熱，兼理脾胃。服後，諸病均安。

方用小桑枝 錢半　杭白芍 錢半　鮮竹葉 五十片

牛蒡子 錢半　苦桔梗 錢半　綠枳殼 一錢

南查肉 錢半　川貝母 二錢　粉甘草 七分

男子年三十餘，脈來弦滑（風痰）而急（火），遍身痛，頭暈，心煩，口渴，舌苔，二便少通，熱多寒少，症屬太陽傷風，陽明鬱熱，須防發斑，擬以升解法，升麻葛根湯加味主之。

川升麻 五分　粉葛根 二錢　杭白芍 生切 錢半

絡茯苓 三錢　苦桔梗 錢半　新竹茹 三錢

原方應根以下

[illegible] 上

綠枳殼一錢　粉甘草八分

又服方後，肌熱已減，仍有惡寒頭暈身痛，便尚未解。

與東垣清空膏作湯，去川連防風，加苓杏枳殼麻仁。

川羌活錢半　枯條芩錢半　川芎藭一錢

毛柴胡一錢　結茯苓三錢　苦杏仁錢半去皮尖

綠枳殼一錢　火麻仁三錢布包　粉甘草八分熟

又經服前方，諸症均減，便未通解，乃鬱未化，以通解

三焦加減法。

真川鬱（上焦為）一錢　白蔻仁（中焦）五分後入研　白通草（下焦）錢半

結茯苓三錢　苦杏仁錢半去皮尖　括樓仁四錢

和苦力

上半有汗熱

[redacted]桔條芩 錢半 北毛柴 一錢 綠枳殼 炒殼少 一錢

某冗案。考諸部位。鼻孔為肺之門。鼻準又屬土位。脾所主也。從前得症即在該處熱。而瘊見粘。鼻準邊小瘡已潰。而多嗽多痰。面部便覺大熱。雖熱先由耳邊起。而後滿面皆熱。最宜着眼。蓋耳之前後屬少陽經。其果夜不眠。面部見熱。是少陽兼陽明也。治法宜清肝膽之熱。瀉陽明之燥。擬羚羊角地湯。加忍冬花粉桔梗川貝牛蒡竹茹。

下半無汗

羚羊角 錢半剉 尖布包 大生地 四錢 粉丹皮 錢半

杭白芍 錢半生切 忍冬藤 四錢 天花粉 三錢

另方 四味

川貝母二錢 苦桔梗錢半 牛蒡子錢半

鮮竹茹三錢 服後面部熱減。次方去桔梗、沙參。加生巵子二錢。鮮蘆筍根六錢。服後嗽瘥熱退。諸症均愈。

某氏案。左脈沉弦而鬱。右部沉滑而濡。厥陰陽明濕熱。致肢節作疼。且有紅點發在皮膚。二便亦秘。外有寒熱。當以疎解清裡為急。否則不免傳變耳。擬逍遙散出入主之。

當歸中錢半 杭白芍錢半 京丹參三錢

結茯苓三錢 北毛柴錢半 蘇薄荷五分

忍冬藤 四錢 連翹殼 二錢 大青葉 二錢
天花粉 三錢 生甘草 七分

康氏案。左脉弦而帶滑。右見沉鬱。症由初傷於風。繼傷於食。風積内鬱。化爲粘痰。現大便二十餘天不通。即小便亦少。神識帶昏。液既不漲。痰亦粘膩不清。其病根一在太陰肺氣不開。一在厥陰肝火内伏。一在腸胃腑不通。長下治法。宜開中兼降爲急。否則防其陷裡耳。以復杏温胆湯。加海石煎送礞石滚痰丸。

蘇復花 布包 錢半 苦杏仁 二錢 新竹茹 三錢
緑枳殼 一錢 結茯苓 三錢 陳桔絡 一錢

蘇法夏錢半　滑石四錢　粉甘草五分
調礞石滾痰丸二錢，分兩次送下。

又服前方，便秘通，其便乾而帶血者，蓄積多日，燥氣凝結也。通後甚恬，覘痰既不黏，間或譫語，及夜不安眠者，以陽胆火未盡肅清之故。理合清肝和胃，以徐安。再與溫胆湯加桑丹、桔梗、川貝、法半夏主之。

新竹茹三錢　綠枳殼一錢　結茯苓三錢
陳桔絡一錢　川貝母二錢　苦桔梗錢半
小桑枝錢半　粉丹皮錢半　粉甘草七分

其代榮始緒絳熱，輕發譫語，其熱已退，現煩燥不得

脉也。是從厥陰太陰出於陽明。經云：陽明之上，燥氣主
之。惟脉素屬六陰，按之弦細，尚有乾嘔，口不甚渴，是
火為浮陽，難以涼劑抑之，仍取和解為當。溫膽湯加
扁豆、丹皮、川貝。服後嘔平睡穩。次方去扁加芍主之。

新竹茹三錢　絲枳殼一錢　結茯苓三錢
蘇法夏錢半　陳桔絡一錢　白扁豆四錢
粉丹皮錢半　川貝母二錢　粉甘草五分

某氏案。病屬厥陰，外挾風熱。口乾舌燥，便秘，則尚作
熱。參脉弦滑，中露出浮象。以宜平肝泄熱，熄風為要。

小桑枝錢半　杭白芍錢半　新竹茹三錢

綠枳殼一錢　結茯苓三錢　陳桔絡八分
川貝母二錢去心　括蔞仁三錢　粉甘草七分
服方後便通熱退。

余之次子存融，與三弟爲嗣，素有肝熱，挾痰，每作瘌必服羚羊乃平。年僅三歲，暑天頂結一核，用櫨花點舌丹消之。身發暑疹，兼生瘡癤，頭部、莖、固吊環頸結核數顆，夜必揮扇而伺其睡，致瘡癤內收。且胸腹腫結如李，兩手伏不起，紅色轉爲紫黯。次日發熱。家人不之覺。初八日肌熱更甚，口渴消甚，便少，食難。初九日諸症如昨，飲食不得入，大便閉，小便少利，昏昏沈睡。神識不清。兩目緊閉。至初十日。始得家信。方知豈是歸驗脈數。色帶紅紫。面赤唇紅。審悉暑熱傷於心經。將欲外達皮膚。緣屢屢吮收水氣。兼受朔風。致熱邪內伏。瘡癬全消。熱邪迫肝。急取葛根涼膈散。去硝黃薄荷。加淅貝牛蒡花粉銀花桔梗與服。

粉葛根二錢　淡竹葉三錢　連翹殼二錢

生梔子二錢　淅貝母二錢　牛蒡子錢半

天花粉三錢　金銀花三錢　苦桔梗錢半

粉甘草七分

又服藥少頃。小溲便利。未幾復通大便。顯綠微濃。所

一鼻消瘦

下甚多。似食綠豆積滯。中有死蚘。亦鬱熱所致也。
又十一日。發熱依然。仍欲寐。復以前方去銀花。加青
黛七分。六一散五錢。荷梗五寸。服後目開一二次。神
尚未清。與之飲則飲。不言語亦不啼哭。吃粥一兩匙。
便吐出。睡必覆面。欲作驚厥之狀。手足偶有抽搐。大
便未解。小溲日三四行。夜間沈睡更甚。是日二鼓時。
以麻杏甘羔湯、加連召赤豆捲粉川貝牛蒡。勻數次
尚難吃盡。頭上微似汗。諸症依然不解。
又十二日。延專科盧幼竹先生來診。據案暑熱陷裡。
防入痫生變。用卮子豉湯。各三錢。合竹葉石羔知母

括樓仁川貝連翹黃芩煎沖至寶丹三分。服後肌熱全退。胸腹作脹。轉為發癇。至夜沖紫雪丹八寶糕散之不瘥。癇發時則遍身汗出。眼吊。右眼開。左眼閉。以開舌伸手足抽搐。右手高舉。角弓反張。喊叫不能轉音。面青唇白。色黯。靜時復沈睡不醒。睡則露睛。日夜發作百餘度。以致厥逆。二便均秘。殊為危候。又十三日。復延孟先生來診。至午二點。尚未至。余視症狀甚急。姑用羚羊角磨水冷服。又以鮮車前草五根杵濃汁。和蟯螂矢（閩人呼之家蟑）研末。調匀溫服。是暮癇發漸稀。即作亦輕。暑疹略現。眼亦偶開。嗣處先生至，與述一切議，以犀角涼膈散。仍去硝黄薄荷，加樓仁、川貝、滑石、忍冬、黄芩、羌蚕。服約後睡不露睛。每轉側便呻吟。汗亦稍止。

又十四日。神識稍清。但欲寐。喚之飲。服開復合。牙関為發瘈瘲屢屢。似有寒涎，故口不欲開。其痰乾不支，可想而知。每喚之必發煩。足見暑熱内廹厥陰。動起風木。風乘大勢。致肝陽益熾。經服瀉肝清熱數劑。症始轉機。午刻小便得通一次。色極濃黄。仍與前方。去犀角、忍冬、黄芩、羌蚕、滑石。加枇葉、杏仁、杭白菊、荷葉等煎服。

又十五日。精神頗振。微有汗出。日啜粥一小碗。小便短赤。大便如故。仍不欲言。時時發煩。症既差減。顏紋已轉紅活。停約一天。以看如何。再議療法。

又十六日。欬嗽數次。小溲仍見短赤。且有欲便不得便。腹微脹作痛。腰不要緊。時痛時止。凡暑熱乃池中之氣。感受之亦必傷人氣分。氣分受邪。則上焦不行。下脘不通。於前有風疹咳逆之病。大便雖通不暢。皆氣分有阻。腹中是以作痛。當從開上焦之鬱。兼通下焦。以復杏溫胆湯去陳皮半夏之燥。加樓仁之潤。而降。然後絲瓜絡之通絡舒筋。赤豆引熱下行。即肝有餘熱可為末治。服後二便通暢。腹痛稍楚定。及夜初更腹痛又作。較前尤甚。臍下安。痛則額必頂席而膝行。又十七日。蒙盧公擬四逆散。加危子川朴忍冬赤豆苡米。服之痛亦難及。然內風初息。復恐中焦不安。遂以安胃和肝。清火泄熱。以戊己湯用生芍生草。加川連枳殼川楝扁蓄諸品。服後痛平。暑疹復現。論此數品。俱非托疹之藥。蓋暑必挾濕。濕鬱成熱。加以暑熱內侵。兩熱相感。所病必烈。今胃得安。而濕亦得化。則餘邪不待驅而自出耳。尚有餘火未肅。性多焦急。繼用清涼平劑。間日一服。其病全痊。

暑症

傭工嘗暑食西瓜。熱氣為寒冷所伏。微有惡寒。繼轉發熱。自汗口渴。頭眩腹脹。與六和湯去术。惡寒減。仍發熱自汗續續。乃暑熱上蒸。弗能盡達。以葛根連翹豆豉作湯。加括蔞川貝荷梗枳殼。服後熱瘥。雖兩脚不便。行則蹇硬。是熱邪漸消。而濕注於下。與三妙散作湯。加木瓜忍冬連翹荷梗服之。脚稍活動。再取茵陳連翹豆豉。加忍冬木瓜牛膝黃柏煎服。兩劑而病均安。

老嫗年逾古稀。夏日在家。暑濕內鬱。服燥破升表諸藥。症見糾纏。及秋飲食不思。口渴舌黃。夜不成寐。精神欠振。心煩左脇痛。大便十八天未鮮。脈息左細弦。右細急。係厥陰風木內擾。陽明胃液漸傷。前醫皆謂此便不宜通。當防正氣下脱。余曰。便如不通。則胃液愈涸。脾氣不轉。食安能進。但不可攻耳。當急養胃液。佐以疏肝潤腸。庶陽火降而陰液存。雖緩一二日通。不至燥火內劫。火息則風自平。以大半夏湯加味主之。或能有濟。

大半夏湯加蘇梗蔻砂郁李仁。

煮半夏二錢 西洋参錢半 小蘇梗八分

齊大麥砂三枚　郁李仁錢半　淨冬葵四錢

以甘瀾水壹中杯。取大蘇梗，納淨冬葵根五首，遍。去滓渣服。

又服前方脇痛稍減。夜寐未成寐。脉息細數。大便昨開。欲飲食尚難多進。老年臟陰已傷，攻下固屬非宜。不解渴必燥液。外用蜜煎導一條。塞入穀道。雖通不復。胃氣內進，關乎養液法。擬洋參溫膽湯加減主之。

洋參溫膽湯。去陳皮甘草，加川貝、麻仁、郁李仁、通草。

西洋參錢半　鮮竹茹三錢　綠枳殼一錢

結茯苓三錢　川貝母二錢　製半夏錢半

火麻仁三錢（布包） 御李仁錢半 白通草錢半

右藥以水三杯，煎八分温服。渣用二杯，煎八分服。

又服前藥，外導後，便通兩次。人甚清爽，睡亦安眠，飲食漸進。左脇急處稍平，惟風木尚未盡息，右脇猶有微痛。再以前方去麻仁、郁李仁、半夏，加金鈴子、百合、瀉葯散合治。以清餘熱，調和氣分。

又復診，脉息兩手均見和緩有神。脇痛現已减半。大便通後，兩天未解。餘火未平，擬係肺胃燥氣，以肺與大腸相表裏也。姑仿清燥救肺湯大意，以善其後。

清燥救肺湯，去石羔、阿膠、桑葉，加石斛、川貝。

北秋參三錢 火麻仁三錢布包 川石斛三錢
叭噠杏錢半去皮尖 蜜枇杷葉三錢 川貝母二錢去心
大麥芽錢半 粉甘草七分

服後便通如故，諸症悉痊。

蕭姓，汴流，年二十許，由鄉來與到城寓就診。余見其面色青白，精神不振，咳嗽時痰甚粘膩，頭不欲舉，知其症重。舌胎微黃，狀似久病羸象，問之不欲言。余曰：何以病至若此，始來就醫？遂答云：日昨纔得寒熱。余心不解，診其右脉沉微不起，殊為危候。便喚肩輿抬入廳上，想診畢即扶入轎中。再診左部沉伏不見，驚視其面。口歪唇白。眼斜。手足强硬。自汗淋漓。急起挽其右手。將尋脉猶。喚其俯首棹竟。少頃稍醒。左脉仍伏。論脉症似以姜附輩救逆。雖陽症似陰。亦不宜急。再問其妻。前數日曾有外感否。其妻云。昨日早晨尚能肩扛大木。下午即病。因觸風着濕早已內伏。病尚未發。勞動過度。鬱熱愈深。脉氣弗能透達。况大汗出後。風雖外泄。暑濕蘊而不去。體覺不支。勉强乘輿。路程十里。血絡滯澀不暢。是時乃發痧也。詳來其勢。先消暑邪。而後再議清裡。取香薷飲加減主之。五物香薷飲。去扁豆、川朴。加赤豆、川連、白芍、忍冬。

陳香薷一錢　赤小豆四錢　南查肉錢半
結茯苓三錢　杭白芍錢半　忍冬藤五錢
川雅連七分　粉甘草七分

又服方後。人覺稍舒。因險於輪賈。到北門近處診治。解服葛根涼膈散去硝黃加樓朴之類。致下泄十餘次。飲食少進。四肢疲軟。請余回鄉與診。見其脉息左細弦而急。右部濡滑。是暑熱傷陰。留濕未化。濕鬱而熱不清。當從小便利導。使清濁分而暑濕解。與簡濂連翹豆散加味主之。

簡濂連名豆散。加黃芩、淡米、木瓜、荷邊、白芍。

蘇薗陳三錢 連翹殼二錢 赤小豆四錢
枯条芩錢半 苡米仁布包四錢 宣木瓜錢半
炒荷邊錢半 杭白芍錢半

又服方。濕退減半，舌苔厚色帶黄膩，食不知味，夜不安寐。右脉濡緩已數，按之細急，乃濕邪從小便清利，濕氣未盡肅清，且汗下傷陰，仍須苦泄滲濕，中佐以淡滲法。

薗陳温膽湯去陳夏，加蘆笋、貝、木瓜、忍冬。

蘇薗陳二錢 鮮竹茹三錢 綠枳殼一錢
結茯苓三錢 川貝母二錢 鮮蘆笋根五錢

宣木瓜錢半　懷牛膝四錢　粉甘草五分

又服前諸方，小便清利，夜亦安眠，飲食進，脈轉和平，按之滑緩。復以前方去自陳蘆筍，加西洋參、大麥芽各錢半，服後食增病愈。

吾閩有調羹之敖者，年將而立，在渤海劉公島開味純閣茶室。夏日出街，適同鄉相鬬，趕前攔阻，致左手腕被刀誤斫，流血遂回。少頃即作寒熱，譫語，神識昏憒。延余赴診，脈息弦滑而急，係刀傷之後，當午行百餘步，酷暑內迫，瘀血未盡，熱邪沖心，防吐衄，要候辰下從血分調和，以看如何再議。

逍遙散去柴胡薄荷白朮。加醋蘄艾鮮荷葉絲瓜絡

丹參。煎沖童便服。

當歸中錢半 杭白芍二錢 京丹參三錢

結茯苓三錢 醋蘄艾葉錢半 鮮荷邊二錢

絲瓜絡五分 炒甘草八分

右藥水三中杯煎八分。沖童便服一盞。溫服。

又越旬赴診。據稱病者云。夜半果吐血盈盆。餘血唾

盡。半後尚來龍出。與十灰散合竹茹藕節煎沖童便

服。血漸減少。

又越旬日赴診。脈息漸大而數。煩燥口渴。遍身燒熱。

暑來血亂。襲入經脉。暑與血搏。熱氣熾盛。如不速平其熱。則陰愈竭。必至陽離。取羚羊地黃湯加味主之。

羚羊角（二錢剉末）　大生地（四錢）　粉丹皮（錢半）

杭白芍（錢半生）　鮮竹茹（三錢）　乾藕片（八錢）

又服羚羊地加味後。吐血已止。諸症如昨。以犀角地黃湯。并鮮暑邪。清理血分餘熱。加知母竹茹清肺胃之火。通絡滌肝。抑陽扶陰。以望漸減。

犀角（錢半剉末）　大生地（八錢）　粉丹皮（錢半）

杭白芍（錢半生）　肥知母（錢半）　新竹茹（四錢）

又復診脉息。洪大稍斂。數至亦減。惟按之仍見有力口渴漸瘥，夜間得寐，譫語未平，係亡血過多，肝陽內熾，胃火上炎，故作煩擾不安，當取羚羊白虎湯，而鎮遏之，服後諸症均安，脈轉和平。

其案上焦熱而出汗，下焦冷而無汗，燥濕熱滙於一時，風暑積合而為病，腰以下無汗者，所謂暑必挾濕也，參脈浮中帶滑，當從消暑化濕為要。

消暑湯合倉荷飲，加木瓜、朴花。

醋煮夏 二錢　結茯苓 三錢　粉甘草 炙 七分

老倉米 布包 五錢　鮮荷邊 二錢　宣木瓜 錢半

川朴花 錢半

又服消暑湯加味。上焦肌熱稍減。而下焦仍冷。小便少利。脉息依然。如昨。與導濕清暑法。

茵陳連翹豆散。加木瓜牛膝朴花。

蘇茵陳三錢　連翹殼二錢　赤豆卷四錢

宣木瓜錢半　淮牛膝錢半　川朴花錢半

服後腰以下微有汗。肌膚轉溫。脉浮亦平。

瘧疾

其案瘧邪間日一作。發則寒少熱多。汗多出浴而手脉息均屬側關。按之純滑。百無弦象。且涎沫白而多。似係少陽太陰兼病。故大便滑。宜先解太陰之圍。則少陽之邪不攻而自退。

六和湯加減

小藿梗一錢 六神麯錢半 鹽陳皮一錢

結茯苓二錢 煮半夏二錢 杭白芍生錢半

宣木瓜錢半 南查肉錢半 肥烏梅二枚

又服前方。瘧疾仍發。寒熱并分。汗出亦少。大便如昨。脉息依然。再取疎解少陽之邪。兼化太陰濕鬱。以柴芍平胃散。加半夏茯苓主之。

北毛柴一錢 杭白芍錢半 正蒼术錢半

川厚朴一錢 鹽陳皮一錢 結茯苓三錢

煮半夏二錢　炙甘草五分

又服方瘧發已輕。大便轉溏。脉亦有力。以五味截瘧飲主之

堅常山　南查肉　宣木瓜

花檳榔　肥烏梅　以上各錢半

右五味以水三杯。微火煎至八分。於瘧前三時許溫服。服此方瘧斷病愈。

其案瘧邪斷後。脉息按之仍帶弦滑而急。舌苔黄燥。口乾。心背牽引作疼。病屬少陽邪尚未解。症由上游得之。其地山高水冷。濕鬱化熱。適午後精神困倦。勉

擬斯方。以冀有濟。

葛根扁豆殼溫胆湯。去半夏加川貝。

粉葛根錢半 扁豆殼四錢 新竹茹三錢

綠枳殼一錢 川貝母二錢去心 結茯苓三錢

陳桔絡一錢 粉甘草七分

男子年十五許。仲夏發瘧。單熱無寒。口渴頭眩。脉來弦急。係屬肺瘧。為暑傷皮毛。其樞欲從少陽而出。不必治及少陽。即從肺主皮毛而疏泄之。

五葉飲加減瘧未發前三四時服。

淡竹葉三錢 枇杷葉三錢去毛 鮮荷葉二錢

鮮菊葉錢半　車前葉二錢　南查肉錢半

川貝母錢半　服後次日不發

男子年三十餘。瘧疾日作。發時寒多熱少。口唾白沫。大便下利。是先傷濕而後傷暑。致太陰停濕不化。雖有發熱。其陽氣仍鬱。以六和加減主之。

小藿梗一錢　六神麯錢半　鹽陳皮一錢

醋煮夏二錢　結茯苓三錢　扁豆殼四錢

泡澤瀉二錢　炙甘草五分

服後涎沫少。瘧發亦輕。再服一劑。利止瘧斷。

癸未季春。有吾閩陳姓者。貿易於山東威海。素體虛弱。得惡寒病。糾纏月餘。轉為發熱。來時多在午之前後。飲食少進。夜不成寐。亦不能久坐。行動氣為之促。豎則腳不能伸。腰背作痛。適余從軍由旅馭回咸防。來延診治。詢其病原。已三月矣。脈象按之濡滑而急。將入癆瘵之症。考諸前方。均是涼表。始係單寒瘧。繼為牡瘧。延之既久。脾不轉輸。血液亦虧。非尋常治瘧之藥所能愈。況多服涼表之劑。濕土愈弱。當以使胃和血祛濕法。即所謂有熱莫攻熱之義也。

四獸飲。去參用首烏。加常山、木瓜、南查。並去烏梅。

製首烏三錢 漂白術錢半 結茯苓三錢

煮半夏二錢　鹽陳皮一錢　煨草果錢半

堅常山錢半　宣木瓜錢半　南查肉錢半

炙甘草五分　此方連日服兩劑。

又前方服兩劑。精神頗振。瘧來亦輕。足見病經糾纏。熱氣俱衰。即氣分亦虛。當再取扶脾益胃。佐以平熱法。庶飲食進。而病得向痊。

六君子湯。加白芍木瓜麥芽。

蘇黨參三錢　漂白术錢半　結茯苓三錢

鹽陳皮一錢　煮半夏二錢　杭白芍錢半

宣木瓜錢半　大麥芽錢半　炙甘草五分

此方連日進三服食進癒休

戊戌鄭君貞澂。由天津海軍學校畢業。抱病到復濟練船供差。時余受劉資穎總戎之聘。在烟台候德國新造巡探快船來華。而林詠李總戎為復濟病者甚多。延余先赴該船。代理醫席。遂與鄭君診治。詢其症狀。據述自津得瘧。服金鷄納霜截後。數天復發。現間日一作。寒少熱多。是邪勝正衰。飲食味同嚼蠟。乃中氣已弱。細探脈形。弦滑而急。病勢尚熾。本日係間歇之期。必無攻邪禦敵之法。夫用藥如用兵。當先整內寇。使無內顧之憂。而後再行對外。戰無不克。與逍遙散去白朮燥性。薄荷傳衛。焦之急烈。紅棗緩中。均行裁汰。以免阻碍。加入何首烏稟中和之性。得天地之純氣。養血祛風。治風先治血。血行風自滅。則外邪不至內侮。南查散瘀而逐敗類。且能健脾行氣。常山係急烈猛將。既有補助保衛之輩。必須藉以搜剔疾。而防埋伏作祟。適乘休息時間。先行密佈抵抗。預服一劑。於日瘧前服大柴胡湯。乘其將發而驅之外出。去入黃之內攻。防傷倉廩之官。除生姜之燥性。免叔已傷之陰。減大棗之緩。免阻諸品進行。仍加常山以斬關奪門之將。南查逐留滯血中濁氣。桑消運脾胃

寒熱往來類　二十

停飲，滑以鱉甲益陰除熱而散結氣，具助內與外之功。服後寒果不來。

逍遙散加味方

當歸中錢半　杭白芍炒錢半　製首烏三錢

結茯苓三錢　北柴胡錢半　南查肉錢半

堅常山錢半　炙甘草五分

大柴胡湯加減方

毛柴胡錢半　杭白芍錢半　枯黃芩錢半

蘇法夏二錢　炒枳殼一錢　堅常山錢半

大鱉甲八錢　南查肉錢半

其氏案。冬瘧雖已見愈。邪未盡解。轉為瘧疾。是厥陰出少陽兆也。唯據心下痞緊。傍左脇之下。論部位亦係肝胆所屬。而瘧邪伏未悉除。辰下治法。當從利其樞轉。佐以軟堅化痞之品為要。脉來滑急。痞尚可消。

逍遙散加減

當歸中錢半　杭白芍錢半　京丹參三錢

結茯苓三錢　北毛柴一錢　左牡蠣三錢

南查肉錢半　醋青皮七分　煮半夏錢半

鮮橘葉錢半　　此方服兩劑

又復診脉滑如昨。却無急象。服方後瘧發稍輕。痞緊尚未甚舒，當取清脾飲以健運之。

清脾飲

毛柴胡一錢　枯黄芩錢半　煮半夏錢半
正茅术錢半　川厚朴一錢　醋青皮七分
赤茯苓三錢　粉甘草五分

右藥以水三杯，加生姜二片，大紅棗二枚，煎八分杯。瘧前服，口渴脹滿熱多者，均去姜棗。

又服後痞結稍鬆，瘧發如故，以鱉甲飲子去川芎姜棗，加秦艽主之。

醋鱉甲四錢　正茅术一錢　枯黄芩錢半

煨草果一錢 花檳榔一錢 鹽陳皮一錢
川厚朴一錢 杭白芍錢半 大秦艽錢半
粉甘草六分 肥烏梅二枚
服後瘧罷痞消。復以本方去草果。川朴。加牡蠣服
一劑。而病均安。
某氏案。三陰瘧愈而復發。發則寒少熱多。且發在於
晚間。是邪氣在陰不能出諸陽。細參脉息。左細弦而
濇。右弦滑而急。從脉論之。應從厥陰提出少陽。令其
樞轉。則邪不攻而自破耳。
逍遙散去白术薄荷姜棗。加首烏丹皮南查牡蠣。

製首烏二錢　當歸中錢半　杭白芍錢半
結茯苓三錢　北丰、柴一錢　粉丹皮錢半
查肉錢半　左牡蠣三錢　粉甘草五分

又服前方。瘧發熱輕。亦不甚狂。右脉急象未除而左手關脉稍舒。與參歸鱉甲飲主之。

醋鱉甲五錢　炙黄芪錢半　當歸中錢半
白茯苓三錢　栗白朮錢半　川厚朴一錢
醋青皮七分　川芎藭八分　製香附八分
大蜜棗三枚　山楂子錢半　綠枳實八分
西洋參錢半　粉甘草五分　本方去薑棗服兩劑。

脉弦象減，而瘧亦不發。

王姓者，脉息寸關滑急而虛，兩尺亦弱，經服藥後，睡漸安神，便亦少泄。本係病有轉機，惟瘅瘧仍發，而胃口全然不開，則胃陰愈耗，非藉穀氣以鼓之，恐邪反得以流連，姑仿古人開胸和中法。

啟膈飲加減

京丹參三錢　北沙參三錢　白蔻仁五分

鹽茯苓三錢　煮半夏錢半　老倉米布包四錢

焙荷邊二錢　新竹茹三錢　綠枳殼一錢

又服方，飲食漸進，睡亦得安，惟瘧仍熱盛，是病久陰虛。糾纏不清。再與健胃退熱法。
倉何飲。加秦艽鱉甲南查竹茹蠶砂白芍。
老倉米五錢布包 炒荷邊二錢 南查肉錢半
大秦艽錢半 大鱉甲四錢 新竹茹三錢
大蠶砂二錢 生白芍錢半
服後食進熱輕。重服一劑。瘧亦不發。
丁未蒲月。陳京明游府。患間日瘧。考其病源。係去秋即得是疾。經服雞那丸截斷之後。復發數次。現因勞力復作。發在午後。寒熱。自汗。人甚不支。面部亦浮。飲食少進。按脉濡滑無力。乃延久氣虛血弱。且素屬酒容。痰濕自多。脾不轉運。前過服柴胡。致衛氣不足。營分亦傷。治法非尋常者比。先以六君子湯去參用首烏。加黄芪牡蠣南查木瓜主之。

六君子湯加味

製首烏三錢　漂白术錢半　結茯苓三錢
鹽陳皮一錢　煮半夏錢半　炙有芪二錢
左牡蠣三錢　南查肉錢半　宣木瓜錢半
炙甘草五分

又復診。脈息重按有力。飲食稍進。自汗亦瘥。即精神較昨亦振。再與化痰健胃祛濕法。

四獸飲加減

何首烏三錢 漂白术錢半 結茯苓三錢

煮半夏二錢 醋青皮七分 煨草果錢半

堅常山錢半 南查肉錢半 炒米仁四錢

炙甘草五分 瘧未發時煎服。瘧不再來。

痢疾

薛遠兵船水矼匠之妻。年三十餘。值秋之初。始下赤白痢。轉為純紅。日六十餘度。經服燥藥。致小便淋閉。陰液內灼。邪伏厥陰。脉息濡急。即太陰脾氣亦虛。先擬升陽導熱、利濕、和血法。以冀漸減。

猪苓湯加葛根赤芍地榆。

肥猪苓二錢　赤茯苓二錢　泡澤瀉二錢

正阿膠（後入）二錢　原滑石二錢　防葛根二錢

赤芍藥錢半　黑地榆二錢

又

服猪苓湯加味後。下痢稍稀。小便易通。再與和血固下。佐以利濕繼土法。使清濁分而腸垢自滅。庶飲食進。變為糞便。當無裡急後重之苦耳。

斗門秘傳方

黑穭豆四錢　炮姜炭七分　杭白芍生二錢

罌粟殼二錢　黑地榆二錢　赤小豆四錢

沱澤瀉二錢　炙甘草五分

入服前方。小便既利。大便只下十餘遍。飲食亦進。裡急全消。惟多利便血。肝脾兩臟均虛。再擬前方。去澤瀉。加角查炭以除餘瘀。連日服三劑。而病均愈。

閩人武朗年四十許。到粵感冒風濕。下利腹悶。服六和凡轉為便血。下時裡急。診脈濡急。血症見濡脈則近於濕。濡脈之本象也之偏乎濕。濡中兼急。是濕鬱化熱。熱在血分。血弱則熱反留而不去。取助血清熱固腸導濕。借仲師當歸赤豆散加味與之。

方用當歸中錢半　赤小豆四錢　生白芍錢半

黑地榆二錢　南查肉錢半

又服方後，下血已止，通便尚有裡急，舌苔白色，中帶黃，蓋係熱傷血分，濕滯下焦，當以清熱涼血利濕為要，溫補切不可投。

方用蘇茵陳三錢　生卮子錢半　乾槐花二錢

南查肉錢半　天花粉三錢　苡米仁四錢

杭白芍錢半

又服前方，利雖見減，小溲仍少，腹中不舒，再與利濕清熱法。

茵陳四苓湯

之服之方

蘇茵陳三錢 建澤瀉三錢 肥豬苓二錢

結茯苓二錢 苡米仁布包五錢 南查肉錢半

枯黃芩錢半 生白芍錢半

又經服四苓湯加減後。下利止。而便反難。即溺赤短。少腹覺稍舒。是清邪去。而濁邪未除。從前方。加白芍苡米去朮主之。服後小溲清暢。病得全瘥。

方用建澤瀉三錢 肥豬苓二錢 白茯苓三錢

苡米仁布包五錢 生白芍錢半

辛巳六月。族間弟婦年三十餘。下痢赤白。日夜七八十度。腹痛裡急。飲食不進。發熱口渴。脈息弦急。暑濕合觧風邪爲主。與葛根芩連湯加減主之。

粉葛根二錢　枯黃芩錢半　川雅連八分

杭白芍生錢半　南查肉錢半　鮮荷葉二錢

粉甘草七分

又服昨方。利減熱輕。飲食亦稍得進。與芍藥湯去桂加南查肉錢半

杭白芍生二錢　枯黃芩錢半　川雅連八分

花檳榔錢半　當歸中錢半　煨木香五分

南查肉錢半　粉甘草七分

又服芍藥湯加減。後腹痛瘥。下利更稀。雖餘邪未盡。

二十七

案暑泄瀉

小便少利。與大柴胡湯去姜棗大黃。加茯苓南查倉米荷葉。

北毛柴錢半　杌白芍生錢半　枯黃芩錢半
煮半夏錢半　綠枳殼一錢　結茯苓三錢
南查肉錢半　老倉米四錢　炒荷葉二錢

又服前方。腸垢盡消。轉為稀糞。小便清利。腹痛已平。再以前方重服一劑。諸病均愈。

北關外赤橋鄉。張君祉庭。其次媳年三十餘。病瘧挾痢。服葯截後。瘧止痢甚。復服赤石脂禹餘粮溫澁之品。利止轉為裡急後重之苦。又進以參术補攝。則邪更難外達。致小腹結滿。飲食不思。且下純血。腹痛較劇。偏有潮熱。延至月餘。始來延診。察其脈息。左沉弦細急。右部濡細而急。乃濕邪留滯。成為瘧痢。何以知之。肝脈猶弦。足見瘧未斷絕。為溫補阻礙。氣不暢行。鬱於膜原。右現濡急。陰血已傷。流連不去。難免灼液。辰下瘧已定。痢傷及陰分。表之不宜。攻之不可。當以共陰調氣。運脾清熱之法。使邪外達。則少陽之樞反從厥陰而出矣。況舌地絳。苔色有靡。再延防呃逆。要候。與白頭翁湯加味主之。

白頭翁三錢 西秦皮錢半 川雅連一錢

黑穞豆四錢 元胡索錢半 金鈴子錢半
大蠶砂三枚 杭白芍錢半 鮮蘆笋五錢
炙甘草七分

又服方後。下痢轉為黃垢。純血已瘥。腹痛亦減。以豬苓湯加減。以養陰液。而運濕滯。

肥豬苓二錢 泡澤瀉二錢 白茯苓三錢
正阿膠二錢 原滑石二錢 粉葛根錢半
白頭翁二錢 南查肉錢半 元胡索錢半
金鈴子錢半

又服豬苓湯加味後。小便導行。黃垢已變為溏糞。日

夜適入一次，亦無裏急之苦。瘧疾復發，是邪欲外達，
本屬吉兆。痢退食進，可以望愈。茲擬芍藥湯加減以
清熱和血為主。
杭白芍生二錢 枯黃芩錢半 川雅連八分
花檳榔錢半 白歸中錢半 白木香煨五分
白茯苓三錢 炒荷蒂二錢 蠶砂二 二枚
又服方後，瘧間日一作，下利減，便仍溏滑，與導濕清
熱，以四苓湯去朮，加苡米、倉荷、木瓜、蠶砂、丹皮。
泡澤瀉三錢 肥豬苓二錢 白茯苓二錢
苡米仁四錢 老倉米四錢 陳荷葉二錢

宜[illegible]湯……[illegible]

粉甘皮錢半　蔻砂仁三枚

又服方後。諸症如昨。似係餘邪未清。而陰血已虧。前方徒行導濕清熱。致難以濟。當助血液藥行息風健胃以平肝驛。與逍遙散去白术薄荷姜棗。加竹茹、南查、烏梅、白頭翁、柴胡用鱉血炒。去其表散。以養陰氣。連服。而下痢瘧斷利愈。

鱉甲、青蒿三錢　當歸中錢半　杭白芍生錢半

結茯苓三錢　鱉血炒柴一錢　南查肉錢半

白頭翁二錢　肥烏梅三枚　粉甘草七分

吾鄉胡中適之妻。產後傷風挾積。腹痛難忍。日夜不

痢數次，夜無度，甚少。邪已入裡。致血滯不行。破積必藥去瘀。勿庸治風。以平胃散加味主之。

正茅朮泔浸錢半　川厚朴錢半　鹽陳皮一錢
尖桃仁十四枚　益母草一錢半　南查肉錢半
粉甘草炙七分

又服平胃散加味後。下痢減半。腹痛亦瘥。夜得安眠。惟瘀仍不行。復以前方加製香附錢半服之。瘀行而痢亦愈。

泄瀉

丙申。金之族兄登銓。素為農業。時居蒲庠。傷暑挾濕。

[illegible]

小便下利。粒穀不得入。進口便吐。狀類霍亂。腹痛不停。即發疹候也。診脉左弦急。右洪急。服六和湯便吐。雖有便泄。尚覺裡急。是暑重於濕。胃火內熾。致難安穀。先以白茅根煎服。吐下減。遂擬涼膈散去硝黄薄荷。加樓貝荷葉主之。

淡竹葉二錢 連翹殼二錢 生巵子錢半

枯黄芩錢半 栝樓仁二錢 川貝母去心錢半

鮮荷葉二錢 白通草錢半

又服方後。吐下差有過半。腹痛已平。再以前方加減米仁四錢。服之全愈。蓋因田中水濕。由足而上。大日當是。暑熱與及胃腸濕熱相搏。腹內不宣。病所由作。須先清其暑熱。則濕邪已經吐下。不化而自化矣。

同學李君秉乾。其子年甫週歲。胎元本屬不足。身體瘦弱。經跌後內風擾動。咳嗽肌熱。腹脹便溏。誤服葛根涼膈散去硝黃加樓朴。及大柴胡去大黃。繼投麻杏甘石膏湯。且連服四劑。下泄日夜十餘度。口舌與唇皆生糜滿布。致飲食難下。哺乳多梗。骨肉消削。皮膚筋露。病延二十餘天。委棄於地。緣氣尚未絕。爰囑余診。聽其啼聲不轉。音亦低微。脾腹作脹。及胸喉有痰聲。脉息微弱濡急。驗其筋紋。風關受針所刺。色黑。氣色參合案命兩關帶紫右指之紋隱隱無力。乃脾陰已傷土不生金。肺燥灼液。故膺有熱。痰欲上焦。熱氣蒸騰。非外邪留戀者比。治法當先清肺火。而後再議滋養脾陰庶望有濟。與瀉白散加減主之。

大元參三錢　牛蒡子錢半　直殭蚕錢半

川貝母去心二錢　蘇法夏錢半　鮮芦笋六錢

漂青黛一錢　粉甘草七分

次方以麥門冬湯加減與之。

麥門冬三錢　北沙參三錢　蘇法夏一錢

苡米仁布包三錢　結茯苓三錢　大麥芽錢半

粉甘草五分

又前方。群醫皆道元參沙參滋養之藥不可投。當防留邪。復延專科來診。均云要服此方。可加生石羔。李君聽及余言。下利不可再投石羔。症已瀕危。亦不聽吾輩之言。遂服此方。姑與之。能服兩方後。症雖未減亦不見劇。咽間稍利。而肺胃之燥氣自瘥。喉頭糜碎應減。擬洋參溫胆湯加減主之。

西洋參錢半　鮮竹茹三錢　綠枳殼一錢

結茯苓三錢　青鹽陳皮七分　川貝母二錢

大麥冬錢半　粉甘草五分

又服瀉參溫膽湯加減後。飲能下咽。肌熱亦輕。惟下泄仍然。口糜未退。然上焦已見滋潤。而下焦陰液過傷。裏熱仍熾。當取白頭翁湯加味。以清裏熱。佐以健脾養液法。

白頭翁三錢　川雅連八分　川檗柏錢半

西秦皮八分　肥烏梅二枚　大鱉甲六錢

大麥芽錢半

又服前方。下利頗減。渴水稍能多飲。惟舌上糜未盡退。利未止則津不生。再取固下清熱法。以赤石脂禹餘糧方合白頭翁出入主之。

赤石脂六钱布包 太乙餘糧五钱布包 白頭翁三钱
西洋参钱半 鳳尾 川連八分 結茯苓三钱

又服前諸方。利已減半。漸能哺乳。神識亦轉。但下利日久。陰虛脾弱。胃液甚虧。故口糜終難止。且胃之消化不良。則聚液亦成為痰。若攻痰則脾愈弱。攻熱則利愈甚。液愈竭而火愈熾。眼下治法。必以甘淡參脾陰之法。以救其已亡之液。下利既減。不宜再用苦燥。茲擬參麥蓮子連日常服。以免小兒苦口難入。咻煩勞後。氣亦更傷。亦善後之良策也。當否即請大才酌之。

西洋參錢半 大麥冬三錢 建蓮子廿四枚

又前藥服二十天。不易他藥。口糜始退。飲食進。精神旺。諸症均愈。

督署書吏鄭姓。其子週歲余。尚哺乳。弗能吃稀粥。脾不轉輸。體質本弱。復有咳逆。痰阻喉間。得飲便嘔。哺乳亦吐。面色皮膚薄而白。肌熱。四末厥冷。下利清水。夜不得眠。精神頓減。經服卮子豉等。疏表散諸藥。病益劇。細診脈息。沈細濡弱。筋紋淡紅無力。小便不利。當責諸膀胱氣化不靈。致清濁不分。土失健運之能。先取四苓散去朮。加淮山麥芽川連。合倉荷散主之以分清濁。而健脾胃。

泡澤瀉三錢 肥猪苓二錢 結茯苓二錢

正淮山二錢 大麥芽錢半 川黃連八分

老倉米布包四錢 炒荷邊二錢

又服方後。利雖見減。餘症依然。候間右邊現一白塊。其形如豆。地有紅色。係土弱濕注。氣難周旋。蓋脾主肌肉。又主四肢。虛則四末厥逆。不可認作熱深厥亦深。及熱甚則厥之說也。況脉來無力。按之不急。治法似宜養其脾陰。乃父屢請化痰之劑。余曰痰涎阻壅。乃脾氣不轉。虛故也。藥用健脾。即是化痰。不徒用化痰之奁方。恐土愈弱而痰愈甚。是時更難下藥。與六君子湯去陳皮白朮之燥氣。加淮山麥芽川貝川連。並用蘇製法夏。

炊福參三錢 淮山藥二錢 白茯苓三錢

蘇法夏一錢 大麥芽錢半 川貝母錢半

川黃連七分 粉甘草五分

又服前方吐稀。偶有逆氣。利減厥亦略溫。小便卻有單行。是清濁稍分。口瘡右邊縮小。左邊復生。乃陰虛火熾之徵。與增液法。內服麥門冬湯大意。外塗京都同仁堂所製萬應錠。

Pepsin　Pepsin　Quassia

Tannic Acid　Tannic Acid　Quassia

Argent Nitras　Argent Nitras　石榴根皮

Salicylic Acid　Salicylic Acid　Ipecacuanha

Sodii Bicarbonas　Sodii Bicarbonas　Ipecacuanha　吐根

大麥冬三錢　西洋參錢半　苡米仁三錢

蘇法夏錢半　漂青黛一錢布包　牛蒡子錢半

粉甘草七分

又服前方後。下利又瘥夜難安寢。口瘡未退。即熱亦輕。仍與前方。加五味子五分同煎。

又服前兩方口糜均退夜間安眠。頭後熱清。痰嗽稀。大便尚利五六遍。取滋養陰液。佐以和胃。再清其餘熱。半應固下法。

白頭翁湯加味。

白頭翁三錢　川黃連七分　川黃柏錢半

Salol 雁者如 Salol

沙羅

Bismuth Subnitras 次硝酸 即硝養

養鉍

Bismuth Subnitras

西秦皮錢半 炒麥芽錢半 大鱉甲八錢

金釵斛三錢 肥烏梅二枚

又下利已経減半。小便仍短。餘火未肅。以養胃平肝法。服之利止溺長。

西洋參錢半 新竹茹三錢 綠枳殼一錢

結茯苓三錢 川貝母二錢 鮮蘆笋五錢

大麥冬錢半 苡米仁四錢布包 白通草錢半

其氏案。洪水之後。感冒寒氣。迫為下利。為日已久。土弱而木反強。故腹中痛。便有泄瀉及之。過甚。則津液只有下泄。不能上升。故舌絳生糜。食少。痰濕逆潮。況肌熱不退。更屬陰虛。脈息滑急。亦關脾不健運。症乃要候。先擬調和土木一法主之。若燥烈則劫陰。寒涼則敗胃。均非所宜也。

參苓白朮散

炒福參三錢　結茯苓三錢　正淮山錢半
白扁豆四錢　老倉米四錢布包　炒荷葉二錢
大麥芽錢半　苦桔梗錢半　炒甘草五分

又經服前方。下利既減。口糜未退。腹痛稍瘥。脈息急象亦平。陰液甚虧。土仍不健。與七味白朮散去藿香之燥。加白芍斂陰。麥芽消食。以運胃土。

漂白术錢半 結茯苓三錢 炆福參三錢
粉葛根錢半 杭白芍錢半 煨木香五分
大麥芽錢半 炙甘草五分

服後熱退。利愈糜退。復以淮山三錢 白芍藥錢半。苡米仁五錢。代茶常服。以平虛熱。而養脾陰。

其案。診脉弦滑而急。重按却亦有根。唯腹中痛。大便溏泄。既屬無多。又覺後重。是少陽木樞不轉之咎也。且木火犯胃。則上追為口糜。辰下治法。似應輸轉樞機。佐以養液消痰之品。或可望其轉環耳。素體既虛。受邪日久。切宜緩治為上。

四苓四逆散加減

北毛柴一錢　生切芍錢半　綠枳殼一錢

泡澤瀉三錢　肥豬苓二錢　結茯苓二錢

扁豆殼四錢　川貝母二錢　雞內金二具

老倉米布包四錢　炙甘草八分

又服方，腹痛減。小便稍利，脈息如昨。再與清熱導濕法。以黃芩湯加喻詩飲麥冬。

枯條芩錢半　[illegible][illegible]三錢　大紅棗三枚

苡米仁四錢　乾荷葉錢半　結茯苓三錢

服後痛退利止。

其寀脉息左屬側關。按之見滑，右部弦滑。大便溏泄。五個月之久。則土金之氣受傷。液難上滲。故舌絳口乾。肛門作痛。取土金相生法。

七味白术散加減

漂白术錢半　炒福參三錢　結茯苓三錢

粉葛根錢半　煨木香六分　杭白芍錢半

川石斛二錢　炙甘草五分

又服七味白术散加減後。口乾已瘥。便泄亦減。脉來如昨。陰液自虧。下焦炎熾。以猪苓湯加葛根白芍川石斛。滋潤下焦。兼淸陽明清氣。以斂陰養液之法兼

治。庶清陽上升。而濁陰從消化。則津液存。而溏泄止

舌白白生胎耳。

猪苓湯加味

炮猪苓二錢 結茯苓二錢 泡澤瀉二錢

原滑石二錢 正阿膠二錢 粉葛根錢半

杭白芍錢半 川石斛三錢

又服後諸症均愈。脉之弦象已平。轉為滑緩。惟溏泄

日尚兩三度。乃脾氣未復。以古人甘淡養脾陰法。

參苓白术散。去苡仁用芡實。

炒福參三錢 結茯苓三錢 漂白术錢半

正淮山二錢 白扁豆三錢 苡米仁四錢布包

苦桔梗一錢 大麥芽錢半 炙甘草五分

連日服三劑，轉為難便。四肢亦健。

其案。細診脉息。滑中帶濡。夫滑與濡均屬乎濕。現痰唾仍稠。而大便日夜十數行。甚有裡急後重之苦。而小便亦復不利。且下焦氣化之機仍窒。致清陽之氣不能上升。辰下論痰可緩圖。而裡急尤須先治。蓋恐氣愈墜則愈虛耳。茲擬滲濕和中。宣通下焦濕熱法。

五苓散去桂枝。加葛根等味。

建澤瀉三錢 結茯苓二錢 肥豬苓二錢

漂白术錢半　粉葛根錢半　蘇薤白錢半
乾藕片四錢　川貝母二錢　絲瓜絡五寸
老倉米布包四錢　乾荷邊錢半

又脉息如昨。小溲却有單行。較前利利。濕熱久蘊。前方既已有效。仍從其法而加減之。

五苓散去桂术加苡米赤豆川貝芩芍
洗澤瀉三錢　肥猪苓二錢　結茯苓二錢
鮮苡米四錢　赤小豆三錢　川貝母二錢
枯條芩錢半　杭白芍錢半　大寮砂二枚

經服此方。大便瘥半。裡急已愈。即瀾痰亦清。

丁未蒲夏。閩城外流灣。和興器具鋪。朱氏婦人。年三十餘。陽氣不足。遍體膨脹。動則氣促。汗出頭亦時眩。胸次更滿。病經年餘。飲食少進。適夏至之後。洪水橫流。該處低濕。水氣上侵。天氣陰翳。候反清涼。故病兼腹痛便泄。日五六行。辰下似當先理便泄。而後再議溫固陽氣及平肝消脹。然非旦夕功也。取痛瀉要方以和之。小溲既已頻數。亦不宜再用分利。

漂白朮錢半　杭白芍錢半　鹽陳皮一錢

軟防風八分 花水炒　黃酒木瓜錢半　炙內金二具

煮半夏二錢　南魚肉錢半

又復診脈見細濡，下利既減，腹亦不痛，雖經便泄之後，肢瘦頭有微眩，胸次尚滿，然當健脾調衛和血，息風，以玉屏風散加味主之。

炙黃芪三錢　漂白术錢半　歎防風七分

川續斷二錢　南棗肉錢半　明天麻錢半

塩春砂五分

服後便泄止，胸次稍舒，頭暈減，即舉動氣亦不促。

霍亂

吾閩北門外赤橋鄉李姓婦人，妊娠已五個月，得霍亂症，脈息沉微，四肢厥逆，上吐下瀉，目眶陷，肌消瘦。

口不渴。雖係有孕，亦須救陽。內經云：有故無殞，中病則止，勿過服而已。茲以連理湯加味內服，外以灶心土和湯調勻，先貼心下，而後服藥，以安胃保胎扶陽平肝法。服後利止吐平。

潞黨參三錢　漂白术錢半　炮姜炭一錢
結茯苓三錢　川雅連八分　宣木瓜錢半
肥烏梅二枚　炙甘草五分

吾閩陳芝友，為揚威兵船大管輪，携眷於威海劉公島。其女纔三歲，夏得吐利，日服林斧六先生所開麥冬、厚朴等藥，下利愈甚，四肢厥冷，食入即吐。是夜延余同舒六診視。驗其脉紋淡紅。隱而無力。余曰病在肝胃。以連理湯主之。瀕行囑其購備附子錢半。再採連理湯一劑。以防夜半當厥逆更甚。將所備之藥再服。庶免臨時措手不及

潞党參三錢 漂白朮錢半 北乾姜一錢炒

川雅連八分 炙甘草五分 淡附子錢半

人服前連理湯加味後。症稍安。吐亦見稀。夜半果厥。何以知之。為驗其紋隱淡。知有伏寒。先服麥冬後入溫藥。症雖見減。而陰轉陽氣與血爭。以厥而復還。是時急助其陽。故加附子以溫其經。當隨危時。將備方

與服。手足微温。復來延診。詢其病狀。知利已止。早間吐出蚘虫。心中發煩。察其脉紋。淡中帶紅。舜君已擬真武湯尚未服。余曰此症雖始傷於寒。現已化燥。不宜再用燥藥。吐蚘當責肝胃不和。真武湯須加川連二錢。童便一盞。方能制其陽氣。即免亡陰之患。舜君亦以為然。

結茯苓四錢　漂白朮錢半　杭白芍錢半
淡川附二錢　川黃連二錢　童便一盞冲

又服方後。諸症均愈。胃仍未安。偶有作吐。復以連理湯加公丁香一錢。服之全瘥。

甲午新秋霍亂遍行死者甚夥族姪存淦亦受此病下利清穀吐之不已神昏目陷音啞耳聾口渴四肢厥冷過節筋腸肉消脈息沉伏係寒氣傷及脾腎兩臟血液凝固氣難周行種種危象誠難下藥以連理湯服之不應急取急救回陽湯加味主之

炮附子八錢　北乾姜炮五錢　宣木瓜五錢

又服方吐止利竟依然不减躁擾不安乃腎陽不足非從熱者此復以前方加茯苓五錢使其陽氣歸伏下元

又服方躁擾漸定脈仍不見按之絕無厥不轉溫再

用同湯湯連服二劑。廼出咯血。其肢始温。脉息稍露沈微。以真武湯加味服之。症得均安。

結茯苓四錢 漂白术三錢 杭白芍二錢 生切 淡附子三錢 宣木瓜三錢 川黄連錢半

吾鄉張維武者。素耕於野。年四十餘。暑天貪涼。卧陰濕處。下利清水。日夜無度。口渴不止。飲之便吐。不思食。不安眠。煩躁轉筋。肌肉消削。目眶塌陷。音啞耳聾鳴。舌濁。脉見滑急。係風暑濕鬱於太陰厥陰。防陷少陰。當與苦辛合化法。先和土木。止其吐逆。與半夏瀉心湯去棗加味主之。

煮半夏三錢 桔条芩錢半 川黄連一錢
北乾姜錢半炒 西洋參錢半土炒 結茯苓五錢
宣木瓜二錢 炙甘草五分

又服後吐稍止。仍下利。清穀。與黄芩湯以養胃。和肝。
桔条芩錢半 杭白芍錢半 大紅棗三枚
白茯苓三錢 煮半夏二錢 川黄連八分吴茱萸水炒
肥烏梅二枚 炙甘草五分

人服黄芩湯加味。下利清水轉為稀糞。只適兩次。小便單行。雖飲食不進。得飲復吐。兩眼紅赤。因吐逆太甚。則浮火上燕於目。非實熱者比。口渴者吐利津液外瀉。陰分虧也。當取連理湯去姜加味。養胃氣。
西洋參錢半　土炒漂白朮二錢　淡吳萸一錢
川雅連七分　結茯苓三錢　煮半夏二錢
炙甘草五分
又服前方吐利既止。腹中尚有雷鳴切痛。是吐利之
後。腸胃未安。脾土亦不調和。取痛瀉要方以和之
漂白朮錢半　杭白芍生錢半　鹽陳皮一錢
數防風八分　結茯苓三錢　煮半夏二錢
宣木瓜錢半　南查肉錢半
服後瀉止腹痛亦愈。

族弟登華在城刺繡為業。壬寅孟秋之月。闔中霍亂甚行。華亦染是病。下利清穀，拒格嘔吐，肢冷，由城自帶理中湯加藿香。並買姜附七八兩，回家煎服，致口渴煩躁不安。身欲臥地，當赴診時。見其音啞神脫肉消。四肢冷徹如冰。脾腹雷鳴作響。惟脈息按之細急。知為暑積挾濕所迫。病在太陰。而厥陰亦有鬱熱。當引熱下行。以祛濕清暑。稍佐安胃化積法。囑其先用乾藕節煎湯代茶。以和血後與五苓散作湯。去桂枝用藿香加味主之。

泡澤瀉 三錢　肥豬苓 二錢　結茯苓 二錢

漂白朮 錢半 小藿梗 一錢 老倉米 四錢 布包
炒荷葉 二錢 枯黃芩 錢半 川雅連 七分
南查肉 錢半 宣木瓜 二錢

又服方嘔吐瘥。下利少。胸次仍覺阻脹。夜不安寢。再以前方和川朴以消運之。

又服後面有微紅。脈息現出弦滑而急。是邪出陽分。然吐利雖減。究未盡除。脾氣稍定胃仍不靈以溫膽湯加味和其胃氣。平其肝陽。以冀陰長陽潛。得睡則安。餘無遲慮矣。

新竹茹 三錢 薑汁和水調焙 綠枳殼 一錢 結茯苓 三錢

薑半夏二錢 陳桔皮一錢水炙 鹽鮮蘆根五錢

川雅連一錢薑水炒 桔条芩錢半 粉甘草五分

又服和胃平肝之劑。吐利均止。睡亦安眠。蓋脾主四肢。八、積停聚在脾。風暑傷迫於肝。食物注瀉下流。扶熱上溢則吐。吐利已甚。則土弱肉消。津液將竭之象。加以誤服辛燥。陰液內灼。故煩躁不安。口渴面紅。虛陽外露。幸未出汗。若脉伏汗出。當從熯立扶陽救逆之法挽之。待陽氣復後。見有傷陰之症。再議滋養。此扎若誤為陰寒。必轉為格陽神昏譫語之變。萬難挽回。霍亂一症。危在頃刻。臨症必須細察病狀脉形。周藥有毫厘千里之異。不可不慎。

疫癘

庚子春二月。北洋海天兵船。巡至廣東香港。是處嵐障之氣最甚。人病濕毒溫毒亦復不少。水兵寧德起籍夲天津。在船得發頤症。兩腮腫大。頭面皆然。牙關緊閉。强硬不能開。即大頭瘟症。便秘溺少而赤。口渴頭重。脈息沈細。以利腮散加減主之。

大元參三錢　牛蒡子錢半　直殭蚕錢半洗淨

結茯苓三錢　浙貝母二錢　蜜薄荷葉五分

大青葉二錢　苦桔梗錢半　粉甘草七分

加減清理餘邪

鮮竹茹三錢 綠枳殼一錢 結茯苓三錢

天花粉三錢 川貝母三錢 金銀花三錢

苦桔梗一錢半 粉甘草七分

陳德发福州人。在北洋海天兵艦為頭目。年十八歲隨艦赴粵。傳染濕溫。兩腮腫痛而起。頭面皆腫。為大頭瘟之重症。脈息沈細。惡寒口渴。頭脹不發熱。是毒邪走裡。當從內托。以連翹敗毒散。去升柴羌獨。加銀花解之。

連翹散三錢 天花粉三錢 牛蒡子錢半

[illegible]

荆芥穗 錢半 軟防風 八分 川橅芎 一錢
當歸尾 錢半 西紅花 五分 蘇方木 一錢
忍冬花 三錢 粉甘草 七分

又服内托之方。腫脹更大。便亦未通。而裡熱仍熾。前藥復防其燥。當從清毒通腸。以涼膈去硝加桔梗牛蒡枳殼主之。

淡竹葉 三錢 連翹殼 二錢 生卮子 二錢
枯条芩 錢半 鮮荷葉 五分 牛蒡子 錢半
苦桔梗 錢半 綠枳殼 一錢 酒大黄 一錢
粉甘草 七分

又經清毒通腸診法。頭面腫已減半。大便亦通。再取清解法。

紫地丁 五錢 枯条芩 錢半 綠枳殼 一錢
黑漏蘆 錢半 板藍根 二錢 直殭蠶 錢半
天花粉 三錢 煎冲紫雪丹 三分服

又服前方後。腫消口仍作渴。頭甚脹重。再以前方加牛蒡子 錢半。直殭蚕 錢半。

又服前方。症均見瘥。惟陽明熱氣甚熾。口渴頭重依然未平。以竹葉白虎湯加減以滋其燥。

淡竹葉 三錢 生石羔 一兩 肥知母 二錢

第[illegible]治案　四一八

薏米仁五錢　栝樓仁四錢　川貝母三錢
蔓荊子錢半　粉甘草八分

又服竹葉白虎湯兩劑後。口渴止。頭重亦輕。復以前方去石羔加天麻錢半。服後諸症均愈。

林蓮嗣在年十五歲。在學感染溫邪。發頤腫痛。發熱口渴。擬葛根連翹赤豆散加味。作湯。以升清陽。內解熱鬱法。

粉葛根二錢　連翹殼三錢　赤小豆四錢
黑漏蘆錢半　苦桔梗錢半　綠枳殼一錢
川貝母三錢　枯條芩錢半　栝樓仁四錢

又服湯熱減。腫痛依然。雖用涼膈散去硝黄加味主之。以解上焦熱邪。

淡竹葉三錢　連翹殼二錢　生梔子錢半
括樓仁三錢　川貝母三錢　黑漏蘆錢半
苦桔梗錢半　纖枳殼一錢　粉甘草五分

又服前方。腫稍見稍消。肌熱亦退。惟口仍作渴。再以清解法。仿普濟消毒飲大意主治。

紫地丁四錢　黑漏蘆錢半　板藍根錢半
苦桔梗錢半　綠枳殼一錢　甘豆根錢半
括樓仁三錢　川貝母錢半　直殭蚕錢半

服後湯止兩頤腫消

吾鄉李希曾。在私塾過飽積滯。又感風邪。始則頭痛惡寒。經服燥表之藥。致煩躁譫語。微咳少痰痰。舌黃便秘。夜不得眠。目不欲開。診其脈息。滑中帶緩。並無急癥。是邪蘊上焦。取卮子豉湯加味以升解之。

生卮子 二錢　淡豆豉 二錢　苦桔梗 錢半

川鬱金 一錢　新竹茹 三錢

右藥以水三中杯。先煎四味至杯半後入豆豉再煎八分杯。溫服

又服方譫語平。神識定。尚有微咳。大便未通。以枇杏

温膽湯去陳夏加楼貝主之。

蜜枇葉三錢　苦杏仁錢半　鮮竹茹三錢

麩枳殼一錢　結茯苓三錢　川貝母二錢

栝樓仁四錢　粉甘草五分

又服温膽湯加減。微咳已平。人亦清爽。惟大便五日未解。乃前服燥藥。經清理上中二焦。熱邪雖解。而下焦鬱熱。尚未盡肅。仍從通解三焦法。庶大便得通。則餘火自當下泄矣。

真川鬱一錢　白蔻仁五分後入　白通草錢半

苦杏仁錢半　苦桔梗錢半　栝樓仁六錢

川貝母三錢　服後便通病愈

懷弟登鐓。依望當風假寐。夜見惡寒。越日身雖發熱。仍欲近衣。蓋被沉睡。面赤唇紅。溺少。舌苔微黃。口不作渴。係太陽傷風。陽明鬱熱。防傳秋瘦。當從厥陰提出少陽。兼清裡熱。以涼膈散加減主之。

淡竹葉二錢　連翹殼二錢　生梔子錢半
天花粉三錢　川貝母二錢　粉甘草五分
綠枳殼一錢　鮮荷葉三錢　苦桔梗錢半

又服前方。諸症依然。脈息絃中微急。身尚近衣。惡寒仍在。大便未解。肌熱無汗。不欲言語。亦懶抬頭與之飲則飲。昏昏沈睡。邪熱將陷厥陰。與大柴胡湯去姜棗加川貝主之。

北毛柴 钱半　杭白芍 生切钱半　枯條芩 钱半

綠枳殼 一钱　蘇半夏 钱半　川貝母 二钱

酒大黃 钱半

又服昨方。夜即解便。諸症如昨。其熱邪仍鬱。樞難以轉。舌苔帶黑。唇焦口燥。乃陽明燥氣甚熾。法當升解中佐以清裡法。

葛根涼膈散去芩薄硝黃加桔梗樓貝

粉葛根 二钱　淡竹葉 三钱　連翹殼 三钱

生卮子二錢　鮮樓仁四錢　川貝母三錢
苦桔梗錢半　粉甘草五分

又服方。小便稍利。發熱依然。無汗。神識不清。且有譫語。鬱熱已甚。二便雖通。邪難外達。以開鬱清熱法。
從杏溫膽湯去陳夏茯苓加樓貝連翹石羔

旋覆花錢半布包　苦杏仁錢半　新竹茹三錢
綠枳殼一錢　括樓仁六錢　川貝母三錢
連翹殼二錢　生石羔四錢　粉甘草五分

又服方後。發出鼻衄。流亦無多。口渴頻見煩象。欲起而又不支。胸中懊憹。服煎藥第二煎吐出。神識仍屬不清。取卮子豉合涼膈散加減主之。

生卮子三錢　淡豆豉二錢　犀角末錢半布包

鮮竹葉一百五十片　連翹殼三錢　赤小豆四錢

川貝母三錢　枯條芩錢半　栝樓仁五錢

又服前方。鼻衄流兩三次。汗出熱解。神識亦清。再以

溫膽湯加減清其餘熱。

鮮竹茹三錢　綠枳殼一錢　結茯苓三錢

栝樓仁四錢　川貝母三錢　苦桔梗錢半

白茅根五錢　粉甘草五分　服後飲食漸進

吾鄉葉軍門管帶靖遠快船。時癸巳孟秋。巡洋至毛

實驗療

口蔵。午後開駛。往高麗會集諸艦。及夜九時。冒霧而行。擱礁傷壞船頭。幸速左轉出險。觸斷輪葉一葉有半。然水進船內。水重壓船頭。入水更深於船尾。非時時挑水。亦必沉入海中。行至釜山。次早復開回國。四日始至上海。進高昌廟船塢修理。嘗帶因此感受瘴氣。心經恐怖。則精神恍惚。加以積勞。人自不支。頭眩眼紅。發熱無汗。睡不安寢。心悸便溺少通。驚悸如見鬼神。按脉大中帶浮。其象滑急。投葛根溫膽加減。以升解蘊濕並佐清熱之品療法。以看如何。

方 粉葛根 二錢 新竹茹 三錢 綠枳殼 一錢

結茯苓 三錢 天花粉 一錢 川貝母 二錢半
連翹殼 二錢 苦桔梗 一錢半 粉甘草 七分

又服半日後。小便始利。而發熱仍見無汗。頗覺心煩。脈息如昨。次日以通解三焦之加味以轉其樞。

川鬱金 一錢 白蔻仁 五分 白通草 一錢半
淡竹葉 三錢 栝樓仁 五錢 生梔子 二錢
苦杏仁 一錢半

又服通解方。便通溺暢熱退。夜亦安寢。與涼膈散加減主之。

淡竹葉 三錢 連翹殼 二錢 生梔子 一錢半

青[illegible]

天花粉三錢 川貝母二錢 苦桔梗錢半

薏苡仁三錢 粉甘草五分 服後食進病愈。

候擬秋期。秋感寒熱。時則寒熱咳嗽，甚則脇痛耳鳴。

舌濁，脈急滑急。小便短。痰不易出。神識忽明忽昧。夜

半間譫不能寐。擬桑菊温膽湯加減主治。

小草枝一錢半 結茯苓三錢 川貝母二錢

絲瓜絡錢半 竹茹錢半 鮮竹葉三片

八 陳橘絡一錢五分 石菖蒲錢半 天花粉 甘草五分

入服藥後。惡寒稍減。身熱而腹亦然。痰鳴氣促。臥則

咳嗽。痰亦未湯。脇痛譫語，背清。擬旋覆代赭湯加減。閉

開中兼降法。為痰熱灼鬱。須防追血。其喘者乃肺氣不宣。邪在上焦。雖年將花甲。非腎氣上奔者比。

旋覆花 錢半 布包 釘代赭 二錢 北沙參 三錢

煮半夏 二錢 川貝母 二錢 結茯苓 三錢

絲瓜絡 五寸 忍冬藤 五錢 粉甘草 八分

又服後。上氣仍促。其音甚重。夜多譫語少眠。惟外邪內侮。正氣仍隔不足。且因經營勞擾。則神自傷。氣亦怫鬱。咳不易出。致果咯紅。肺絡傷則微絲細管破裂。亦熱氣衝逆所迫。當從變清涼。加以降逆。勿謂初病忌微。再延恐正不敵邪。則更難為力矣。

原治案 五十四

[illegible]

四磨飲。用竹茹、瓜絡、蘆笋、忍冬、川貝和煎溫服。

四磨飲

西洋參 白花檳榔 台烏藥 上沉香

右四味。各取原塊。各磨濃汁一湯匙。和後藥煎。

新竹茹 三錢 絲瓜絡 五寸 鮮蘆笋根 五[illegible]

忍冬藤 二錢 川貝母 二錢

右藥以水三杯。煎至一杯。入前藥汁。再煎兩沸服。

人服四磨飲。氣平。咳嗽痰亦易出。神識稍定。却知親疏之人。再取滋液清火法。以麥門冬湯加減主之。

大麥冬 三錢 北沙參 三錢 蘇法夏 錢半

茹米仁四錢 絲瓜絡五寸 鮮蘆笋根四錢
綠枳殼八分 粉甘草五分

又服前方。嗽減熱輕。夜得安眠。善後清熱。須北沙參溫膽去陳夏加蘆笋貝瓜絡爲對症。

北沙參三錢 鮮竹茹三錢 綠枳殼一錢
結茯苓三錢 川貝母二錢 鮮蘆笋根七錢
絲瓜絡五寸 粉甘草五分

南門外斗池鄉。吳書侯。余之適堂姐丈也。素有煙癖。則肺液胃陰之燥灼可知。年六十餘。得秋疫病。精神昏憒。沉睡不語。遍身壯熱。弗能轉側。語言[illegible]。飲食

贅念名案 [redacted]

五十五

不進。洋烟亦不能吃。大便十餘天未解。小便少利。唇焦口乾。舌黑如炭。獨厚而燥。乃風熱傷肺。内灼陽明。胃陰既傷。肺液更缺。即心房之知覺失靈。且係老年。表之汗出。更傷其津液。攻之又防敗胃。先取清熱開肺潤腸法。

涼膈散加減

淡竹葉三錢　連翹殼二錢　生梔子二錢

括蔞仁四錢　川貝母三錢　苦杏仁二錢

苦桔梗錢半　綠枳殼一錢　白通草錢半

又服方藥稍減。燥象仍熾。大便如不速解。必亡津液。

非養其津液而潤其腸，則邪之結液，不治自治耳。

洋參溫膽湯加減

西洋參 錢半 新竹茹 三錢 綠枳殼 一錢

結茯苓 三錢 栝樓仁 四錢 川貝母 二錢

苦杏仁 錢半 郁李仁 錢半 大麻仁 布包 三錢

粉甘草 五分

又服後，下燥糞五六枚，神稍清，頗能言。舌見蹇澁，苔色仍見燥黑。再與前方而加減之。

北沙參 四錢 鮮竹茹 三錢 綠枳殼 一錢

結茯苓 三錢 栝樓仁 四錢 川貝母 二錢

實驗治療 五十六

鮮蘆笋根五錢 生梔子二錢 粉甘草五分

又服前方。卻能吃煙。舌苔亦退。稍有啜些稀粥。脈息細弦滑急。按之尚覺有力。躁熱既清。精神自定。而小便亦得清利。舌苔薄灰。地帶微紅。再以清涼開膈法。以前方出入主治。

新竹茹三錢 綠枳殼一錢 結茯苓三錢

天花粉四錢 川貝母二錢 苦桔梗錢半

蘆笋根六錢 粉甘草五分

服方諸症均安。再以此方重服一劑。

某案 內鬱風熱。肌熱鼻衄。舌燥而黑。症屬秋疫。唯脈息結滑而急。鼻衄已發。當防陷入心包。便有筋惕舌強譫語等症。姑與溫膽湯加減主之。以轉其樞。

新竹茹 三錢 綠枳殼 一錢 結茯苓 二錢

天花粉 三錢 川貝母 二錢去心 鮮蘆根 四錢

白茅根 三錢 粉甘草 五分

又服方後。鼻衄止。舌轉灰黃。餘症如昨。以涼膈散去硝黃芩薄加味主之。

淡竹葉 三錢 連翹殼 二錢 生卮子 錢半 忍冬 三錢

天花粉 三錢 川貝母 二錢 鮮蘆筍 五錢 甘草 五分

綠枳殼 一錢 服方後口不作渴肌熱亦退

其案。風濕邪盤踞日久。脉息骨大而急。大便四日未解。小便短赤。且舌苔甚厚白滑。頭仍作痛。是風在外。濕在上。熱在下。劃據不清。從三焦通解加減。以杜閉裡之變也。

川鬱金一錢　白蔻仁五分後入　白通草一錢
苦桔梗錢半　苦杏仁錢半　川貝母二錢
栝樓仁錢半

又服後小便仍赤。頭痛如故。惟大便已通。再取導濕清熱疏風法。以蘭陳連翹赤豆散加花粉貝桔枳菊葉忍冬主之。

藕茵陳三錢　連翹殼二錢　赤豆卷四錢
天花粉三錢　川貝母二錢　苦桔梗錢半
綠枳殼一錢　鮮菊葉錢半　忍冬藤五錢

某案　脉息絃滑而急。秋感邪濕，蘊踞不清。經月餘不能旋樞轉運。尚有耳鳴譫語便溏等症，惟心下按之則痛。此邪熱內結。該處近在心包，若不開提，必致內陷。仿柴芍溫膽湯合小陷胸加減主之。

北柴胡錢半　杭白芍錢半　新竹茹三錢
綠枳殼一錢　結茯苓三錢　川雅連八分
栝樓仁四錢　蘇法夏錢半　川貝母二錢

實驗治療　五十

粉甘草 五分

又服前方。耳鳴稍減。譫語亦。稍復作嘈滿。心下痞硬

熱結在上。大便溏乃濕注于下。擬茵陳溫膽湯去滯

更加川連蜜砂川貝石蒲主之。

蘇茵陳 三錢　鮮竹茹 三錢　綠枳殼 一錢

結茯苓 三錢　川貝母 二錢　川雅連 八分

川石蒲 五分　大蜜砂 二枚　粉甘草 五分

又服後。心下痞按之不痛。譫語亦平。惟夜不安寐。再

前方。去川連石蒲。加連翹心白芍主之

蘇茵陳 三錢　新竹茹 三錢　綠枳殼 一錢

結茯苓 三錢 川貝母 二錢 大寶砂 三枚
連翹心 錢半 生白芍 錢半 粉甘草 七分

服後睡安譫語亦平

某案脉息左絃滑而急。右亦絃大而滑。均屬從陽。現面赤耳聾。肌尚帶熱。便溺而赤。胸膈不開。症係秋瘧邪不解。致濕熱二氣留滯於厥陰陽明。惟早晨寒熱厥。手足搐搦。脉來弦急。即厥陰風木上逆之象。故厥雖愈而昏仍帶斜。治宜疏肝開膈。以轉其樞。擬羚羊溫膽湯加減與之。

羚羊角 三錢 新鮮竹茹 三錢 綠枳殼 一錢

實驗治療 五十九

費駿沂濱　卓十木

川貝母二錢　忍冬藤四錢　連翹殼二錢
天花粉三錢　苦桔梗錢半　粉甘草五分

又服後面赤稍淡。而肌熱依然。以涼膈去硝黃加羚羊忍冬桔枳。

淡竹葉三錢　連翹殼二錢　生卮子錢半
枯条芩錢半　蘇薄荷葉五分　羚羊角三錢
忍冬藤四錢　苦桔梗錢半　綠枳殼一錢
粉甘草五分

又服後熱退。脈息[illegible]洪已轉為滑急之象。與滌痰湯去參陳夏。加羚羊天麻川貝各三錢服後昏正溺清。飲食亦進。

南臺妓女。年十七秋。感冒瘦邪。誤服乾姜附子諸燥藥。熱邪內陷。神昏譫語。不辨親疎。唇焦齒乾而黑。舌黑而燥。大便不解。肌熱嘔逆。渴甚。粒米不進。乃陽明燥氣上炎。敷陰風木內爍。脈息滑太弦急。早診以涼膈散加減與服。並備犀角白虎湯加減。囑其晚間煎服。對其家人云。凡誤服熱藥後。入涼劑。火必反熾。是時再用涼瀉之法。自能轉環。切勿驚訝。若杯水車薪。不可救療。服白虎湯。若反增劇。當以冬雪調水。令其恣飲為要

涼膈散加減湯方

鮮竹葉一百五十片　連翹殼二錢　生梔子二錢

肥知母二錢　川貝母去心三錢　北柴胡錢半

枯條芩錢半　栝樓仁四錢　粉甘草八分

犀角白虎湯加減

犀角屑三錢　生石羔一兩　肥知母三錢

川貝母三錢　鮮竹葉一百片　連翹殼三錢

生梔子三錢　粉甘草八分

又早服涼膈散，症見依然。及晚服犀角白虎湯之後，兩目直視，妄語更甚，狂動有力，未幾人事不知省家人想其必死。迨至廳後。其母始記所囑。亟急將蜜水記連進三四碗。病者纔醒。然神識仍是昏昧。診脈時病者手動不安。口中妄語不体。如醉如癡。慰言再三。方肯伸手。脈來洪大有力。則陽明燥熱甚烈。血分大熾。當交心胃而滋其血。兼清肝胃之熱。以防亡陰要候。厥犀角涼膈合卮豉加減主之。

鮮竹葉一百五十片　連翹殼二錢　生卮子三錢

淡豆豉三錢　川貝母三錢　括樓仁五錢

枯條芩錢半　粉甘草七分　犀角屑三錢

又服方後發出鼻衄。本屬吉兆。外熱漸輕。而裡熱仍纖舌色稍薄。舌地現出紅絳。以犀角地黃湯加味。清其血熱。佐以平肝滋胃法。

犀角旁 三錢 大生地 五錢 粉丹皮 錢半

杭白芍 錢半 新竹茹 四錢 鮮蘆笋根 八錢

川貝母 三錢

人服前方。熱氣稍平。神頗知覺。大便已通。小便仍赤。與羚羊溫膽湯加減以清其邪。

羚羊角 三錢 新竹茹 三錢 綠枳殼 一錢

結茯苓 三錢 天花粉 四錢 川貝母 三錢

鮮蘆笋 六錢 連翹殼 二錢 粉甘草 七分

又服方後。燥熱漸清。飲食稍進。惟餘火未肅。當與清理餘火平和肝胃。服數味代茶。常服。自得痊安。

鮮蘆笋 六錢 新竹茹 三錢 絲瓜絡 五寸

車前葉 二錢 白茅根 三錢

時毒瘰核

丁閏二兒。族住京都。年十二歲。始由下利數次。繼染時毒結核。在於小便毛際之上。形如李。橫硬。按之則痛。肢厥腿疼。口亦作渴。脈虛沉伏。神識不清。目閉。怕見火光。兩眼均紅。係肝邪與陽明鬱熱。致陽氣伏而不伸。將內陷矣。內以涼膈散加減。并解其邪。外用刮少法，將手足曲處及胸[illegible][illegible]由上刮下，並振其手。

方藥，使血絡勻和，邪熱外達，以冀挽回。

淡竹葉三錢　連翹殼三錢　淮急子三錢

栝樓仁四錢　川貝母二錢　大青葉二錢

苦桔梗錢半　黑漏蘆二錢　粉甘草八分

又服前方，症稍鬆，小便利，但人尚未清醒，復以前方

加減與之。

淡竹葉三錢　連翹殼三錢　生梔子二錢

栝樓仁三錢　川貝母三錢　牛蒡子錢半

紫地丁五錢　苦桔梗錢半　黑漏蘆錢半

粉甘草八分　服後神識清，諸症均愈。

丙申夏，寄吉齋主人謝依振，得時毒結核痛，發在左腿上，陰廉、氣衝穴之間，形如巨蛋。請專門鍼法者刺之無血，且云不治。其友關靄如來問於余，如何療法？余曰：此必受毒甚深，關竅不利，血泣不行，急用軟堅解毒法。擬數味先與之服，以看如何再議也。

紫地丁五錢　連翹殼三錢　牛蒡子二錢
皂角刺錢半　黑漏蘆二錢　生梔子三錢

又服所擬之方，少頃即下黑糞，且逼甚多，核軟人醒。次日能步來診，遂與涼膈散加減主之。

淡竹葉 三錢 連翹殼 二錢 生梔子 二錢

括樓仁 三錢 川貝母 二錢 金銀花 四錢

牛蒡子 錢半 黑滿蘆 錢半 粉甘草 八分

服後核漸消。病亦均愈。

辛巳八月。北關外嶺下鄉郭姓。年二十七八許。肌熱。發癍。頭痛。遍身作疼。口乾。煩悶。舌苔淡黃。脈息弦滑。乃邪熱鬱於陽明。欲從外達。法當清熱以利導之。以涼膈散加減主之。

淡竹葉 三錢 連翹殼 三錢 生梔子 三錢

括樓仁 四錢 川貝母 二錢 大青葉 二錢

原滑石三錢　忍冬藤四錢　粉甘草七分

人服方後，痢疾身痛俱舒。轉為下利，亦係陽明熱亂所迫。以升清降濁法，擬葛根黄芩湯去棗，加荷花。

粉葛根二錢　枯條芩二錢　赤芍藥錢半

鮮荷花七片　粉甘草七分

又服方後，利瘥。餘熱未清。以大柴胡去大黄姜棗半夏加味主之。

北柴胡一錢　枯條芩錢半　杭白芍錢半

綠枳殼一錢　鮮荷邊二錢　南查肉錢半

連翹殼二錢　結茯苓三錢

辛丑初夏，肥姊治染瘋痧。惡寒欲，脈左右項結核如心，喉痛腹疼。脈息素係沉細。體本虛寒，按之沉微，右部伏而不起，乃隱毒也。先以梅花點舌丹沖服，次服人參敗毒散加減。

京丹參三錢　羌獨活各二錢　川撫芎錢半
綠枳殼一錢　苦桔梗錢半　枯條芩錢半
牛蒡子錢半　明雄黃一錢　粉甘草七分

又服方後，汗出至足。症見稍瘥。咽痛仍欲痹，以解毒利腸扶陽法。

甘貞根錢半　苦桔梗錢半　牛蒡子錢半

川羌活錢半 淡附子錢半 夏枯草錢半
軟蒺藜錢半 雄黃精錢半
又服後精神漸振。不甚煩躁。脉息稍起。惟核未盡化。
以前方加殭蠶錢半。核徐消。
富村鄉張姓男子。年二十餘。夏令發斑。煩擾口燥。便秘肌熱如炙。卧地不欲起。家人以生豆腐浸水揉貼胸前。乃頭豆腐熱度與煮熟無異。診脉沉弦而急。其斯爲伏熱甚深。如不涼血清火。其斑必變紫黑。以羚羊白虎湯加減。救其燎原。
羚羊角三錢 生石羔二兩 肥知母三錢

牛蒡子錢半　大青葉二錢　川貝母二錢
生巵子二錢　連翹殼三錢　苦桔梗錢半

又服後却能起坐。其熱較昨應減。餘病依然。以涼膈散加減繼之。

羚羊角三錢　鮮竹葉一百片　連翹殼三錢
生巵子二錢　括樓仁四錢　川貝母三錢
大青葉二錢　粉甘草八分

壬寅四月、早午出診多係時毒之症。或朝發夕死。或隔是六七日死者。亦複不少。數年中遭此厄者。不知凡幾。城市多數。鄉居猶少。余在城亦染是疫。右腿上結服。形如青果。纔則右項核腫兩枚。以硇砂膏貼之。不甚痛。亦不注意。越二日核稍小。右項強硬。人見如故。依然出診。合九夜半。睡初醒。便覺惡寒。惆擻有發熱。頭痛。口不作渴。眼不欲開。昏昏沉沉。面部蒞赤時常。顛串及譫語尤甚。至午煩擾。精神恍惚。不辨親疏。茶湯不肯入口。有呼吃湯水。便打罵狂怒。藥杯覓被。抖擻。研以石夫來診。擬風痰蘊。解毒活血湯去地加佩蘭天葵。及湯煎使適熱。邪由陽明傳出。厥陛。精神稍清。頗有知覺。方肯服藥。此云三十夜事也。求列左。時年已至不惑。

連翹殼三錢　北柴胡錢半　粉葛根錢半
當歸中錢半　赤芍藥錢半　西紅花五分
尖桃仁二錢　川厚朴七分　佩蘭葉二錢
天葵子錢半　粉甘草五分

又服方後，心稍爽，仍惡熱，頭痛及巔，致煩躁難安，夜亦不眠，不能卧，又不能坐，展轉無所倚賴之狀。謂内子曰：若是他人質厚者，如吾之病，必以羚羊白虎與服。熱邪雖由陽明轉出厥陰，而陽明之熱氣未平，挾厥陰衝氣上行，非此藥恐難制止。奈余經大病數次，體已漸傷，自不敢服。内子視余頭巔痛不可耐，便道現識實邪。熱氣熾騰。病自當之。何以頓癒。遂覓羚羊尖一枝磨汁。以已備之鮮竹葉車前草菊葉。煎湯沖入。捧及床前。喚余吃茶。余曰此係何種湯藥。內子云。即君所云羚羊尖。適有便藥煎沖。湯得溫和。遲吃即減。請勿遲疑。余思既已煎成。何妨吃下。少頃頭痛稍鬆。似有倦寐。內子見病頗瘥。復以羚羊尖磨汁。照前法煎沖。連進三次。即能安睡。至天明其病如失。惟大便兩日未解。腹內便覺不舒。擬用涼腸散加減內服。外用猪心切爲長式。如手大指。一半塞入谷道。恐肛門乾燥。雖內服清熱潤腸之品。難以爲功。質諸台察

秋竹軒

解竹葉八十片 連翹心錢半 生卮子二錢
括蔞仁五錢 川貝母二錢去心 忍冬藤五錢
蘆笋根五錢 粉甘草七分 清甯丸一錢
右藥以水三杯，煎八分，俟送下清寧丸。
此乃服外塞之後，大便已通，病雖見愈，餘熱尚未盡
然，每日必喫萋梨與山東梨，計十餘斤，病始漸安。足
見熱邪內蘊，血液燔灼，故燥氣時起，方能當得水果
之寒涼，兼以滋液。然十餘日猶不敢食穀，秖以蕎麥、
掛麪、綠豆茹末，日食少許，至半個月始用開水泡飯
食之。忌油腥諸物，日以赤豆、銀花、蘆笋根代茶。二十

餘天。方得全痊。

内子天癸兩月未潮。因余得疫病。擾累多日。夜間不眠者數天。致亦沾染疫病。左項結核。連串三枚。耳下腮腺尤大。痛透耳心。寒熱起而即罷。咽疼牙緊。喉亦作腫。飲食自難下咽。腫及頰車。以水仙頭杵雄黄末敷之。皮色紅起刺如粟粒。兩腿近少腹下核大如李。素體虛寒。脉本沈細。以連翹敗毒散加減主之。

連翹殼三錢　牛蒡子錢半　荆芥穗一錢

當歸身錢半　川芎藭一錢　蘇方木錢半

西紅花七分　光桃仁錢半　粉甘草五分

[illegible]

又服二丙天癸行。核漸小。病稍瘥。惟耳邊核腫仍大。以丙藥搗塗。痛減。似將成癰。復冒暑經雨之後。又為十未浣洗病中織衣。空腹冲水。乘伺十弟下痢。沾感濁氣。致耳下核腫忽消。頭暈肢痺。四末厥冷。昏昏沈寐。右頰復結一核。核腫連頰車。仍以水仙頭和雄黃搗敷。腫亦如故。手足麻木難忍。脈息沈微而濡。微有急象。夫內子素體虛弱。性耐勤勞。二紅雖不足。幸多運動氣可掌充。一病未已。一病復萌。所染痿核。經外塗始有外達之象。天癸初行。又經濾水。且受穢氣。致血凝氣阻。致有手足麻木。四末厥冷。左耳下核消諸症。然邪雖内伏。尚未入臟。故脉於沈微中猶現急象。而元氣亦未盡衰。右項復結一核。症係危篤。猶有生機。急用茶油抹支節。以手刮擦手足及背與内外踝。撒荆防敗毒散。去柴、前、茯苓、加味主之。

荆芥穗 錢半　軟防風 一錢　枯条芩 錢半

川芎藭 一錢　羌獨活 錢四各半　綠枳殼 一錢

京丹參 三錢　當歸中 錢半　澤蘭草 錢半

又服方　諸症依然。以活血化氣托裏法。

當歸中 錢半　赤芍藥 錢半　京丹參 三錢

赤茯苓 三錢　生炙芪 三錢、錢半　鹽陳皮 八分

白术香四分　炮山甲七分　淡附子錢半
炙甘草五分
又服方後，脉稍起，仍沈寐，午後發出鼻衄，所流無多。
以以竅藥，屢吹方得一嚏，然亦不醒。問其何病，不欲言語，再詰之，祗云欲寢寐。然脉息已起，症頗出險，當乘機而升解之，與連翹敗毒散加減，以看如何再議。
連翹殼三錢　牛蒡子錢半　桔梗　條芩錢半
當歸中錢半　川厚朴八分　蘇方木錢半
直殭蠶錢半　西紅花五分　川升麻三分
粉甘草五分

又服方後。仍欲寐。喚之不得醒。以卮子豉湯加減。用升降法。

山卮子 二錢 淡豆豉 錢半後入 粉葛根 錢半
車前葉 三錢 赤茯苓 三錢 連翹殼 三錢
润大黃 一錢 天花粉 三錢 京丹参 三錢
赤芍藥 錢半 桃仁泥 一錢 粉甘草 七分

服前方夜半始醒。反見煩燥不得眠。以小陷胸合凉膈散加減主之。以轉其樞。

淡竹葉 三錢 連翹殼 二錢 生卮子 三錢
川雅連 七分 括楼仁 四錢 川貝母 二錢

實驗治療

杏仁泥錢半　牛蒡子[illegible]　[illegible]旱錢半
澤蘭葉錢半
二服後稍得安睡。脉息現出弦急。大便未下。飲食不
思。以通解三進法。
川鬱金八分　白蔻仁八分　白通草錢半
栝樓仁四錢　川貝母二錢　苦杏仁錢半
牛蒡子錢半　淡竹葉三錢　連翹殼二錢
生梔子錢半
三服前方。大便已通。飲食稍進。核腫漸消。善後之計。
當以清裡解毒涼血為要。取涼膈散加減主之。

淡竹葉三錢　連翹殼二錢　生梔子二錢
苦桔梗錢半　牛蒡子錢半　川貝母二錢
天花粉三錢　蟬退足五个　金銀花三錢
綠枳殼一錢　粉甘草五分

又服茵陳連翹赤小豆湯加減。

綿茵陳三錢　連翹殼二錢　赤小豆四錢
牛蒡子錢半　直殭蠶錢半　杭白芍錢半
金銀花三錢　綠枳殼一錢　生梔子錢半

又服清鮮諸藥。病已向痊。但不善調養。日間操作。勿稍安息。且肺氣本虛不舒。素有咳嗽。現喉間如有烟起。臭氣乾燥。咽亦作疼。咳不易出。唾如肺葉。色帶紅。人如瘡痂。係肺疲傷。胃不思。蓄血成熱。脉息弦細而急。以利膈散加減主之。

大元參三錢　牛蒡子錢半　直殭蠶錢半

鮮蘆笋五錢　寒兜鈴二錢　蟬退身五分

結茯苓三錢　苦桔梗錢半　粉甘草五分

人

繼服諸方

リ

桔湯加減。

粉甘草一錢　苦桔梗錢半　赤小豆四錢

金銀花五錢　款馬勃錢半　牛蒡子錢半

堅射干 錢半

又服前兩方。症見依然。素體雖屬虛寒。經染疫病，初得稍愈。後觸穢氣。蘊毒成熱。致肺胃液傷。燥火灼金。積痰不化。當取清燥救肺法。邪從天牝來。亦從天牝往。遵內經之法而施治療。即所謂急則治標。緩則治本也。

北沙參 三錢　大麻仁 三錢　川石斛 二錢
苦杏仁 二錢　枇杷葉 布包五錢　大麥芽 錢半
鮮蘆筍 五錢　牛蒡子 錢半　括樓仁 四錢
蘇茵陳 三錢

又麥門冬湯加減。

大麥冬三錢　北沙參三錢　蘇半夏錢半

薏苡米三錢布包　鮮蘆笋五錢　海蛤殼八錢

浮海石三錢

又服前諸劑。咽塞稍鬆。臭氣未除。喉間仍如烟焦之味。以千金葦莖湯加減主之。

鮮蘆笋五錢　尖桃仁錢半　苡米仁三錢布包

冬瓜仁四錢　絲瓜絡五寸

又服方後。諸症均減。以前方加味主之。

鮮蘆笋八錢　尖桃仁錢半　苡米仁五錢布包

冬瓜仁四錢　明天麻錢半　絲瓜絡五寸

括蔞仁三錢　川貝母二錢

又服諸方。咽喉及肺均得清肅。諸症亦痊。適見發出風疹。癢瀉難忍。所蓄諸毒。經清裡數劑。乃能透達。足見時疫之症。無定方。變症不一。隨體而轉。隨遇成變。當細察脈息病情。方應臨時活潑。不宜執泥。

頭痛眩暈

王姓婦人年三十許。素有頭疾。遇風則發。現感風寒致頭角作痛。係平日血已不足。受感外邪。當從和血疏風法。以逍遙加減主之。

實驗治療

續驗治療

當歸中錢半　杭白芍錢半　京北參三錢
結茯苓三錢　蔓荊子錢半　石決明八錢
粉甘草五分

又服方後。頭痛稍瘥。以柔潤平肝煎加減與之。

明玉竹三錢　當歸中錢半　白芍錢半生切
甘菊花八分　白蒺藜沙苑三錢　蔓荊子錢半
結茯苓三錢　直殭蠶錢半　粉甘草七分

服後痛止

又治石衕廖姓男子。年將而立。感冒風熱挾濕頭痛及頭。夜不成寐。煩擾弗能稍安。頭項且喜重壓。是太陰濕。陽明熱。厥陰風所致。以菊花散去石膏用滑石。去覆花用桔梗。去枳殼加川貝主之。服之痛平。

甘菊花 錢半 苦桔梗 錢半 軟防風 七分

川羌活 錢二 蔓荊子 錢半 川貝母 二錢

粉甘草 五分 原滑石 三錢

雷姓老人。年七十餘。素體康健。惟年老脊脈自傷。腦海本屬不足。時見頭暈目眩難於起立。以近效白朮散加味主之。

漂白朮 錢半 淡附子 錢半 煮半夏 二錢

甘枸杞 二錢 明天麻 錢半

又服方後。稍能起坐。以真武湯加味主之。服後瘥乎。

結茯苓四錢 漂白术錢半 杭白芍錢半

淡附子錢半 明天麻錢半 泡澤瀉二錢

煮半夏二錢

遊府陳君成金。爲北洋請遠兵船大副。素有痰濕。人甚肥厚。且喜酒肉。脾氣自滯。聚液成痰。痰濕上攻。則發頭目眩暈。以枳术二陳湯加味。連服兩劑病愈。

正茅术錢半泔泡 鹽枳殼一錢 結茯苓三錢

煮半夏[illegible]錢 陳桔絡一錢 明天麻二錢

南查肉錢半 粉甘草五分

某某經云、諸風眩掉皆屬於肝。又云虛則眩。現站立不能穩步。脉息亦弦中帶虛。病癒疾久。非數劑即可向愈。弦以平木斂神法。擬二加龍牡湯加減。

蘇白薇 錢半　杭白芍 錢半　白龍齒 二錢

左牡蠣 三錢　西洋參 錢半　酸棗仁 二錢

炙甘草 五分

又服前方兩劑。站立稍穩。頭部尚覺旋運。即脉息較之頗見有加。再以前法。擬十味溫膽加減。服後竟愈。

酸棗仁 二錢　西洋參 錢半　方牡蠣 三錢

五味子 五分　新竹茹 三錢　大棗 炒 二枚

實驗治療

焙术神三錢　煮半夏二錢　炙甘草五分

鄭姓男子。年三十餘。初病由右牙床痛如針刺。繼則牽引耳前及顳角筋動作腫。甚至口眼喎斜。上唇黑、下唇赤。就部位論之。係厥陰風木。陽明土燥。經云陽明之脈上齒中、還出挾、口、環唇、下交承漿。卻循頤後。又云陽明之上燥氣主之。然耳之前後屬手少陽。項、脈左三部沈鬱。其厥陰脈絡自覺不舒。右手滑緩。足燥氣稍平。兩尺數弱。病經五年之久。寒涼屢投。其人益虛。嗣得頭眩、目昏、耳鳴。日三四發。素有夢遺。則陰分本虛、即膽髓亦屬不足。經云虛則眩。即此謂也。鄭意當滋養陰液。佐以疎肝和胃之法。擬柔潤平肝煎加減。連服三劑。症見稍減。適有便舟。附搭旋里。

明玉竹三錢 黑芝麻三錢 直殭蠶錢半

生炙芪三錢各半 當歸中錢半布包 生白芍錢半

明天麻三錢 甘菊花一錢 白蒺藜三錢潼關

石決明八錢 炙甘草五分

老人年七十六。頭眩目昏。起則嘔吐。飲食不進。脉息滑緩。係厥陰風木侮土。少陰腎水亦虧。取二加龍牡湯加減以固斂之。

蘇白薇錢半 生白芍錢半 白龍齒[illegible]錢

[illegible]

左牡蠣四錢　西洋參錢半　淡附子錢半
煮半夏二錢　炙甘草五分　服後吐止脘寬

心腹諸痛

某案脈息左弦而滑。右滑而濡。每數至而一停。素體本屬厥陰。且兼土弱。現痛在脇作痛。右臂作痺。夙濕既多。咽中食物多帶梗塞。喉邊白色。從脈論之。秋時每喉痺。不同。似係肝氣挾痰所鬱。然難泥補。恐及此疾。辰下先取養血運脾消痰化氣為急。再延陰氣欲發。乃之更難為力耳。

丸遙散加減

白歸中錢半　生白芍錢半　京丹參五錢
結茯苓三錢　小棗枝一錢　煮半夏錢半
鹽陳皮七分　蜜砂仁三枚　粉甘草五分
又服方後。脇痛與臂痛均瘥。再與前方而加減之。
白歸中錢半　生白芍錢半　漂白术錢半
結茯苓三錢　鱉血柴一錢　苦桔梗錢半
綠枳殼一錢　薏米仁錢半　青鹽陳七分
粉甘草五分　服後諸恙均愈
某案　脈息寸關滑緩有神。兩尺亦靜。額上屬陽明部
位。又係玦陽。顳顬畏風。即屬陽處。兩脇肋又為厥陰

所屬。今痛兼畏風，即是氣滯陽虛之徵，故大便解後則痛亟減。對諸症參妥，法當固表，佐以化氣乎木。

玉屏風加味

炙有芪三錢　漂白朮錢半　軟防風五分

結茯苓三錢　煮半夏二錢　製香附錢半

生白芍錢半　左牡蠣三錢　鹽砂仁五分

次方黄芪建中湯加減

炙有芪三錢　小桂梢七分　杭白芍二錢

左牡蠣三錢　大棗砂三枚　刀豆殼四錢

炙甘草五分　大麥芽錢半　服後諸症均愈

戴姓男子年四十餘。素係酒客。肝胃不和。胸次作痛。甚則噫逆即疎。脉來細濡。取調和土木。以芍藥甘草湯加味。

生熟芍各三錢　炙甘草一錢　煮半夏二錢

小蘇梗一錢半　大蜜砂三枚　結茯苓三錢

又方七味丹參飲合戊己湯。服後痛止。

京丹參三錢　白杠香七分　大蜜砂三枚

蘇百合三錢　台烏藥錢半　元胡索錢半

川楝子錢半　生熟芍二錢　炙甘草七分

宮巷劉姓婦人年三十許。心下作痛。嘔逆頻頻。飲食

實驗治療

不進。脈息左弦右濡。夫弦係肝木，濡係脾滯不運。土木所以不和。厥陰鬱氣逆及胃絡所致。仿古人苦辛合化法。以半夏瀉心湯主之。服後痛平。

煮半夏二錢　枯黃芩一錢半　北乾姜一錢

西洋參錢半　川雅連八分　炙甘草五分

大紅棗二枚

水三中杯。煎至一杯。零小半杯。去滓。重煎八分杯溫服。

北關外白水塘鄉。林姓。沽酒為業。素性剛直。左脇下痛引腰間。氣不得伸。欲作駝背。夜不能眠。脈息弦中帶急。乃厥陰木氣怫鬱不舒。以厥陰之氣行在側也。與小陷胸湯加味以化之。

川雅連八分　栝蔞皮四錢　煮半夏二錢

蘇薤白二錢　藭百合三錢　台烏藥錢半

又脉後痛稍痊。復來就診。適余外出。致誤服燥動之之藥。其痛乃劇。遂與推氣散去桂枝易桑枝加味主之。為酒客多濕。積久化熱。燥劑故不對症。

片子姜黃錢半　鹽枳殼一錢　小桑枝錢半

李根皮二錢　結茯苓三錢　忍冬藤四錢

石決明八錢　大蚕砂五枚

實驗治療

又服後，痛又減。再以前方去茯苓，加百合烏藥散。服之痛愈。

婦人，年二十六歲。生子兩週。氣血均虧。月事不調。素屬木鬱。心下痛引兩脇。甚則脹滿不能食。肢軟。面色赤。唇無血色。大便滑泄。日四五次。咳唾痲血數。口氣促。痰不易出。舌尖絳。苔黑，潤。脈弦細而急。以半夏瀉心湯去姜棗加百合烏藥散主治。

姜半夏二錢　桔條芩錢半　川雅連七分　吳萸水炒

西洋參錢半　蘇百合三錢　台烏藥錢半

炙甘草七分

又服後痛於減。嘔逆亦平。以戊己湯加味。而和土木。

土炒芍 二錢 炙甘草 一錢 薊 百合 三錢

台烏藥 錢半 元胡索 錢半 金鈴子 錢半

又服後痛如昨。擬和血疏肝法。以逍遙散加減。

當歸中 錢半 杭白芍 錢半 京丹參 三錢

結茯苓 三錢 小赤枝 錢半 蘇百合 三錢

台烏藥 錢半 大葵砂 二枚 粉甘草 五分

又服後痛止。飲食漸進。辰下當培土平木。佐以化痰之品。擬香砂異功散加白芍。服之均安。

炒福參 三錢 漂冬术 錢半 結茯苓 三錢

 八廿

陳桔絡八分 製香附錢 寧砂仁三枚

杭白芍錢半 炙甘草五分

其案。脈息細而澀，此症始傷於風，繼傷於積。風為積所礙，遂相搏而為脹，為痛，為拒按。及微利之，則所下多屬糞水，或有如膿，並無宿便，似係旁流。現腹中畧軟。右脇仍堅，且疼痛仍在。口角及唇之承漿處，發出瘡癤，是風積難解。其氣仍欲外達，姑擬此方，以看如何。以六和湯加減。

小藿香一錢 川厚朴一錢 結茯苓三錢

煮半夏錢半 浙貝母二錢 括蔞皮三錢

蘇茵陳三錢　連翹殼二錢　赤小荳錢

又服後小便利，脹減，繼服平胃散加味而愈。

正茅术錢半（米泔浸）　川厚朴一錢　鹽陳皮一錢

枯条芩錢半　生白芍錢半　[illegible]錢半

金鈴子錢半　小蘇梗八分　粉甘草五分

其案約診脈息左寸關弦滑而急，右寸關濡滑帶急。脈形近大，象本從陽，兩尺較弱，素體似係脾腎虛寒。肝氣亦鬱，故始有腰痛，繼則牽引右脇作痛，部位屬於肝。氣不和，故脇下之痛甚劇，雖亦能偏於左側。胃氣亦屬不舒，木氣常鬱，勢必侮及中土，所以胃口不開。胸次阻滯。現舌白而厚。咽亦帶乾。面又微赤。是太陰挾痰濕。而厥陰不無虛陽。此時驟用溫補。唯恐騰陽。過用寒凉。又慮礙脾。計當平肝固腎運脾。佐以化氣消痰之品。否則當防其起喘之變耳。

真武湯加味

結茯苓四錢　漂於朮錢半　炒杭白芍錢半
淡附子錢半　醋青皮錢二分　生牡蠣三錢
苦桔梗錢半　乾柿蒂五个

又

脇疼緩。脇痛稍減。然痞悶難多進。繼服香砂異功散。用丹參加土炒蠣黃。脇痛癒。胃口亦開。

京丹参四錢　漂白术錢半　績茯苓三錢
鹽陳皮一錢　左牡蠣三錢　白芍錢半
煨木香五分　鹽砂仁七分　炙甘草五分

某案。脉息虛滑中仍帶急象。重按尚幸有根。然熱汗出而不惡風。則非陽虛之汗可知。況但頭汗其非少陰見為可徵。惟汗出過多。病經日久。且兼有背脇痛兼脘痞滿之苦。則在太陰為停濕。在厥陰為木鬱。在陽明更為胃氣之不和。今欲分理之。當仿古人苦辛之一法。最為穩切。

半夏瀉心湯加減。

煮半夏二錢 枯条芩錢半 川雅連七分 淡吳萸水炒

西洋參錢半 結茯苓三錢 忍冬籐三錢

宣木瓜錢半 大寇砂二枚 炙甘草五分

又 前方服兩劑。痛減嘔平。繼服小陷胸加味。汗止而

痞滿亦瘥。

川雅連一錢吳萸水炒 乾楼皮三錢 煮半夏二錢

木瓜柚二粒 忍冬籐四錢 大寇砂仁三枚

生切当錢半

某業腹痛時候既判後先。病形亦分輕重。服化氣諸

方不應。參脉仍是弦滑。症本肝胃不和。姑仿古人治

肝不應當取陽明。及肝苦急。急食甘以緩之二語。從金匱大半夏湯合七氣加減主之。

煮半夏二錢 西洋參錢半 小蘇梗一錢 大蠶砂三枚 結茯苓三錢

水三中杯。貯大磁碗。納淨冬蜜四錢。生姜汁一茶匙。揚之五百遍。入前藥。煎八分杯。去渣服。

又服方後痛瘥。便亦通暢。擬洋參溫胆湯加減以和之。服後痛平。

鮮竹茹三錢姜汁和水拌焙 大蠶砂三枚 結茯苓三錢 煮半夏錢半 陳桔絡八分 西洋參錢半 乾坳

杭白芍錢半　小蘇梗一錢　炙甘草五分

某案。咳嗆濁痰。有時作嘔。夜不安寐。當責諸肝經鬱熱。陽明燥濕。經云胃不和則卧不安。又云胃欬之狀欬而嘔。厥陰之勝耳鳴頭眩。胃脘當心而痛。上支兩脇則嘔。咽窒不通。故氣見短促。夫厥陰逆則諸氣皆逆。乙癸同源。必累及腎。致帶下頻頻。辰下擬化濕蒸熱法。以温膽湯加減主之。

新竹茹三錢　大寮砂二枚　結茯苓三錢

川貝母二錢去心　蘇蕳陳三錢　苦桔梗錢半

桑根皮二錢　忍冬藤三錢　粉甘草五分

余年五十九。素有痔疾。便多溏滑不暢。緣辦三山醫學傳習所。未有官費補助。文牘諸事均係自行料理。且擔任科學。編輯講義。多坐少舒。致腦氣愈鬱積熱為伏梁之病。時在庚申小春十九晚。始覺畏冷。腹悶不舒。經通大便。滑泄無多。遂即加衣。少頃復通便一次。及二鼓。腹中漸痛。夜不成寐。以神麯沖服。次日用藿香梗砂殼茶葉沖服。均無效。早飯不能食。舌苔中微黃。帶白厚。口不知味。午吃稀粥少許。繞臍而痛。偶判少腹。而少腹按之則痛。重按似有腫塊。結在肓腸之處。西醫所謂肓腸炎症也。用西藥膏擦少腹無效。又以西薄荷油時擦亦不瘥。又用鴉片敷貼。其腫如故。痛亦依然。服麻仁丸大便日通兩次。病稍鬆越日腹劇。食入必痛。起卧則少腹必牽痛。服西藥蘇打薄荷水。病亦不減。小便只利一盞。痛時兩脚欲伸而不欲折腰。足見腸間鬱熱已甚。繼服通解三焦方。加忍冬、茅根。元胡索、金鈴等藥。小便始見爽利。而色仍是黃赤。服芍藥甘草湯合金鈴子散。加蚕砂。痛亦如前。以凉膈散去硝黃。加栝樓、茅根、忍冬、山甲、皂刺、通草。症亦能釋。適浙人五君仲禹。乃陸軍醫院醫官。與余同事。特來視疾。謂余以此症昨考西學。必須靜養一星期。要多卧。勿稍動。若發高熱。内必潰膿。則不治矣。院中同人。與余交甚切。見此險症。常來問疾。如周泮樵、叢雅軒、崔甲三、魏郁文、諸先生。咸謂不宜勞動。已經告假。可以寬心調理。而仲禹君又云。西法應内服藥片。外用冰囊掩其少腹腫痛處。雖年紀既多。外治似難施用。即内服又妨收斂甚膨。攻之亦非。治法不易。數日要多卧。勿勞動。以防增劇。庶可漸痊。於是斜經十天。眠食難安。遂檢内經云。諸痛皆屬於心。又云。諸痛皆因於氣。百病皆生於氣。論積有伏梁二。其一謂少腹盛。上下左右皆有根。裏大膿血。居腸肓之外。其六謂氣溢於大腸而著於肓，肓之原在臍下。故繞臍而痛。卻合病情。如西醫之所謂盲腸炎，亦一證也。復思氣積則血滯，生地涼血退熱。熱退則氣化而腫必消。繞臍痛。緣腫結氣不得行。反射及臍作痛。故有時亦刺及少腹。取生地一斤，如三指大，長二寸。加蜜畧搗，貼在少腹抵抗處。其腫乃在腹膜之內。外觀不腫。皮色不變。惟手指按之痛者，可得其處。貼上夜。換藥時。痛減三分之一。次早換藥，已減一半。是晚又搗貼。至天明，其病如失。腫痛皆瘉。此兩日所服之藥，乃涼腸去硝黃冬葵，加白芍、川楝、茅根、忍冬藤，亂香、梹榔仁、蔻砂仁、而已。然其功在外數年。病愈一星期。因擬呈送第三學年講義文稿、及學生教職員表並題編內科講義。連日久坐。腹痛復發。其痛較前雖輕。似復有腫。起居諸見不便。仍用生地和麥搗敷。無如前次之捷效。次日方得稍減。貼至三日痛始稀。究未斷。是日天氣暴暖。痛復漸發。至晚始悟身穿錦褲。熱氣內蒸。弗能外達。急將棉褲解去。腹中便見清爽。入廁通便。痛即見減。療法不盡在如今。調攝與寒溫得宜亦佔要點。因此連貼一星期。病不復作。

嘔吐噎膈

西關外洪塘鄉林姓。春得風温。延至夏間。病稍見愈。呃逆頻作。喉中發水雞聲。時響不歇。大便每數日而一解。偶有噁吐。是其氣上而不下。脈息弦帶微急。現於左部。右亦有力。乃肝木乘土。衝氣犯胃。致木土不和。氣難舒適。以大半夏湯加味。降逆和胃之法。庶乎有瘥。

煮半夏二錢　西洋參錢半　大棗劈三枚

鮮竹茹三錢　鮮蘆筍六錢　小蘇梗一錢

右藥以長流水三中杯。貯大磁碗。納淨冬蜜四錢。攪之五百遍。入前藥。煎八分杯。去滓服。

又服後便通呃稀。再以洋參温膽湯加味主之。

西洋參 錢半 新竹茹 三錢 絲瓜絡 一錢

結茯苓 三錢 鹽陳皮 八分 煮半夏 二錢

鮮蘆根 五錢 川貝母 去心 二錢 粉甘草 五分

引乾柿蒂 服兩劑。嘔呃均平病亦向愈。

其葉。脈息滑急。重按應指尚清。症由夏間頭暈嘔吐。本條陽明厥陰肝胃不和。雖頭眩雖定。而吐逆猶存。則氣能上行而不能下降。致中脘不開。自頭部及胸肋一帶均發浮腫。舌滑口乾喜飲。飲亦不多。且喜熱飲。此特逆在厥陰。虛在於陽明。是氣猶滯於太陰。欲從宣發。恐傷元氣。欲從濕鎮。恐竭其陰。況上焦拒格不開。則下焦鎮納之藥無從到底。然在上加之以吐。則氣有出無入。當防生喘之變。茲擬降逆和胃法。佐以化氣。姑於無可如何中設一法也。

擬半夏湯加味

煮半夏二錢 西洋參錢半 結茯苓三錢

苦桔梗錢半 乾柿蒂五個

長流水三中杯。貯大磁碗。納淨冬蜜四錢 生姜汁一茶匙。揚之五百遍。煎八分杯去滓服。

又服後吐稍減。以丁香柿蒂散加味主之。

公丁香錢半　乾柿蒂七个　新竹茹三錢

大蜜砂三枚　竪白前錢半　川貝母二錢

又服方後。吐已瘥半。口渴亦平。其頭部及胸脇浮腫者。緣嘔吐日久。氣從上逆。肺體作脹。脾氣虛弱。土不生金。故前有口渴。所飲無多。且喜熱飲。此其徵也。服前方肝胃稍得平和。而脾土仍見未健。當從土金相生。而滋養之。以冀漸痊。

麥門冬湯加味

大麥冬三錢　西洋參錢半　煮半夏二錢

淨粳米四錢　大蜜砂二枚　炙甘草

公丁香錢半　代赭石錢半　服後吐平

某崇脉息於弦滑中重按關尺甚弱。右寸關急。尺部亦虛，老年土受木侮。胃陰日傷，現下脘阻膈不開。飲食不進，且內有熱而口生糜。當防起呃要候。刻宜降衝養胃為先。蓋胃陰足則能食也。以大半夏湯加味

薑汁炙半夏二錢　西洋參錢半　海蛤殼八錢
川貝母二錢　淨冬寀四錢　煎仝前法

又服方後內熱頗減。口糜稍退。飲食依然不進。脉息如昨。以洋參溫膽湯出入治之。

西洋參錢半　新竹茹三錢　結茯苓三錢

川貝母二錢 蘇法夏錢半、大蜜砂二枚
苦桔梗一錢 川石斛二錢 粉甘草五錢

又服前方。口糜退。食稍進。脈弦/身減。即關尺亦見有力。惟中脘仍覺阻膈不開。取啟膈散加減主之。

京丹參二錢 北沙參三錢 蜜砂仁三枚
結茯苓三錢 蘇法夏錢半 苦桔梗一錢
炒荷邊錢半 老倉米四錢布包 川貝母二錢

服後飲食漸進。中脘亦開。

某案。脈息左寸關洪弦而濇。右寸洪大已減為弦象。兩尺軟短。症由拂鬱傷脾。肝木尅土。喜食香燥之物。

良亦不消，未幾即吐。間服降逆和胃化氣諸方。其病減而復加。延之既久，則飲食拒而不入，纔入太倉，還出喉嚨。二便少通，脾腹作脹，嘔則脹滿更甚，遍身微浮。口渴頭眩，手心發熱。桃期逾限月餘，諸積拘屬腸門要候。當急治之，尚有可望，否則遷延觀望，何濟於事。況人之胃中，貴如膏脂者，謂之胃陰。今因衝氣上逆，日嘔出粘涎，即日亡其胃陰也。胃陰既傷，三焦失職，故大便必數日而始解，須防其陰枯血涸，便道燥矢。則難醫矣。茲取金匱大甘草湯，去其陳莖，以養胃陰。即坐下擬新法。

生大黄三錢　炙甘草一錢

又服後便通嘔減。餘症如昨。擬溫膽加減。調其血而潤燥。以冀有濟。

京丹參三錢　鮮竹茹三錢　綠枳殼一錢

結茯苓三錢　栝樓仁三錢　川貝母二錢

鮮蘆笋八錢　浮海石四錢　炙甘草五分

又服前方。嘔逆既稀。脈息左見沉細而弦。濡象已舒。兩尺仍短。擬通解三焦。佐以安胃調氣和血法。

蘇川楝一錢　白蔻仁五分研後入　白通草錢半

川貝母二錢　栝樓仁三錢　桑白皮二錢

五加皮二錢　淮牛膝錢半　李根皮錢半

又服前諸方。二便常通，嘔吐瘥半。即飲食亦稍能進。惟手心偶熱。桃信未潮。當取調和法。以小柴胡湯加減主之。

鱉血柴一錢　枯條芩錢半　蘇法夏錢半
西洋參錢半　結茯苓三錢　大蜜砂二枚
木瓜柚一粒　生姜皮五分　粉甘草五分

又服方諸症均減。復以前方去姜草，加丹參牛膝。服後經行吐止。病亦漸愈。

一柴井馬姓孀婦。年三十七八。夏令心下作痛。牽引左脇。嘔吐頻頻。粒穀不得入口。頭亦眩暈。二便少通。脉息沈細而濇。右細有加。舌胎白厚中濁。係厥陰木氣拂鬱。致胃絡不舒。衝氣上逆。以苦辛合化法。取半夏瀉心湯主之。

煮半夏二錢 桔條芩錢半 川雅連八分 吴萸水炒

西洋參錢半 蚕砂仁三錢 刀豆殼三錢

炙甘草五分

又 服方後。脹痛均减。嘔吐依然。飲食不進。以開膈降逆法。擬旋覆代赭湯加减主之。

蔙覆花錢半布包 代赭石二錢 西洋參錢半

煮半夏二錢 結茯苓三錢 川貝母錢半
大蜜砂二錢 川雅連七分 炙甘草五分

又服方後，嘔吐減，胸次仍覺不開，左肝稍舒，舌苔亦薄，以啟膈飲加減主之。

京丹參三錢 北沙參三錢 白蔻仁四分研後入
結茯苓三錢 煮半夏錢半 炒荷葉錢半
老倉米三錢布包 苦桔梗錢半 大蜜砂二枚

老倉米或用杵頭糠，治反膈更灵

又，服後嘔吐平，飲食漸進，惟偶見發煩，心亦作悸，以溫膽湯加減，平和肝胃。

新竹茹三錢 大蜜砂二枚 結茯苓三錢

煮半夏二錢　川貝母二錢　絲瓜絡五寸

石决明八錢　李根皮二錢　粉甘草五分

北關外富村鄉。胡姓、余中表也。素患水飲。常作嘔吐。飲食少進。脈息沈細。擬人參吴萸湯加味。與服嘔吐頗止。然多傷情。便見嘔吐。每服此湯。嘔吐即止。糾纏半載。未服他藥。病不復起。

潞党參三錢　淡吴萸一錢水炒　川連　結茯苓三錢

煮半夏二錢　老生姜二片　大紅棗三枚

三山醫學傳習所第四學年第二學期講義

實驗治療科　　陳登鎧編輯

哮喘章

劉廷璽北京人。來閩多年。時五十餘歲。外感風邪。經服表散諸藥。現有微熱。素體虛弱。脈息沉細按二帶急。氣促不得臥。坐而待旦。煩擾不寧。是風邪遏肺。以洋參溫膽湯加減主之。

西洋參一錢半　新竹茹三錢　綠枳殼一錢

結茯苓三錢　製半夏二錢　大蚕砂三枚

浮海石二錢　絲瓜絡五寸　粉甘草五分

服方後。氣雖仍促。較前稍舒。夜頗得臥。不能安寐。

以四磨飲降逆踈氣法。

西洋參　花檳榔　台烏藥　上沉香

右四味。各取原塊。用粗磁碗。各磨濃汁一湯瓢。以水一杯。和煎數沸頓服。服後喘平睡穩。

林存炳臣。閩縣牛山鄉人。年四十許。時為北洋海軍靖遠快船總管輪。素有喘疾。冬間巡洋至台灣。感受冷氣。咳嗽痰白而粘。氣喘漉漉。聲如曳鋸。夜不安眠。舌苔色白。按脈滑太而急。面部色甚黯黑。舌卷囊莖俱縮。即咳亦不易出。肺腎既虛。幸脾氣尚健。飲食能

進以攝納之中加開痰降氣之品取真武湯加味法

結茯苓四錢 漂白朮錢半 杭白芍錢半

炮附子二錢 苦杏仁錢半 煮半夏二錢

上沉香七分 鹽砂仁七分

又以前方氣漸痊瘥痰亦易出。惟白沫甚多。冷滯在脾肺經溢度不足積飲成痰。以苓桂朮甘湯加味主之。

結茯苓四錢 肉桂心五分 漂白朮二錢炒

苦杏仁錢半 煮半夏二錢 北乾姜一錢炒

黑沉香七分 炙甘草七分

又服後喘平睡安。嗣以六君子湯用高力參合桂附八味丸、加杜仲、砂仁、鹿茸、五味、配製為丸。日服兩次，每三錢。服至三斤。體質甚健，病不復起。

王君素有哮喘之疾。年四十餘，遇冬即發。服降氣藥止，而復作。診脉細濡。尺部尤短。是肺脾腎三陰虛也。囑其常服濟生腎氣丸。早晚用鹽甜湯送下，各三錢。服至斤許。喘病已除。

余內子輕年多病。喘促，每有發喘，必用沉附溫補之藥，其喘即平。是年身中懷孕。氣喘甚劇，適余出診。自以麝、挪手捐錢許，冲服。及余歸，見內子搔頭指口。不能言語。竟為子瘖。詢諸家人。方知因服此湯。氣得稍乎。音哑不能言，急拣冬虫二十文，以开水冲服，顷刻能言。凡见胎前产后之病，与寻常不同。盖妊娠血旺，胎大内逼，佛手相燥破之品，非所宜也。

某姓孀妇，年三十七。素有隐疾，形如痞癖，情志怫郁。血虚瘀滞，气亦不宣，时留左，今小腹气冲上逆，甚以恶寒肢厥，胸次觉热，烦扰不安，饮食少进，口不作渴，舌苔微黄，耳聋音哑，痰不易出，然致阴冲逆，症心汗。脉、脉息本是大涩，右部按之不起，左见沉微而涩。取金匮奔豚汤加减之法。

当归中钱半　川芎钱半　杭白芍钱半

贯余合璧　北什弘

粉葛根錢半 李根皮錢半 石決明八錢

淡吳萸七分 川連水炙 乾苦參炙五分

又服方氣緒舒，音亦開，猶有噯噫，飲食不得進，偶發惡寒，隱疹微現，身覺痿痹，擬平胃散加味，以和胃降逆法

正茅朮泔錢半 川厚朴一錢 鹽陳皮一錢

結茯苓三錢 泡煮半夏二錢 李根皮錢半

川雅連一錢吳萸水製 炙甘草五分

又服後胃逆知飢，飲食稍進，故不作嘔，而厥陰衝氣仍有時起，音亦帶啞，腹痛欲便，希得便是陰虛氣滯。

木鬱不達。當從大半夏湯加味以調之。

煮半夏 二錢 西洋參 錢半 小蘇梗 一錢

大蜜砂 三枚 李根皮 錢半 石决明 八錢

長流水三中杯。貯大磁碗。納淨冬蜜三錢。生姜汁一茶匙。揚五百遍。去渣服。

又服湯已。便通暢。腹痛瘥。尚有畏寒。偶見作呃。以人參吳茱萸湯去姜棗加味主之。

西洋參 錢半 淡吳萸 一錢 川雅連 一錢

川椒目 炒一錢 土炒芍 錢半 李根皮 二錢

蜜砂仁 三枚

服此方隱疹透發遍身作癢病得漸痊。

其案小腹氣衝上逆。由臍而脇脇。而項後。而肩背。而頭顛。甚則耳聾舌謇音啞項强。痰涎甚多。症本厥陰木氣挾衝逆上騰。姑仿金匱奔豚湯以和血升陽降逆法

當歸中錢半 杭白芍錢半 川撫芎錢半
粉葛根錢半 煮半夏二錢 炮姜炭七分 透透
李根皮錢半 生姜汁一茶匙

服後氣稍平。舌轉痰少。再以前方去姜炭。加祠內陳一錢。製遠志七分。耳聾既瘥。聲音亦開

某案、細診脉息。於細滑中微露弦象。症屬肝脾腎三陰挟虛。故咳嗽痰多。動則氣喘。常法理合補陽。惟舌根帶黃。舌尖又紅。是腎水虧于下。肺液傷于上。以肺為腎之母。金生水故也。治當先交水天。以平其喘。則諸症自可漸安。延之防入損候。

金水六君子湯加冬花桔梗

大熟生四錢杉拌蛤　當歸中錢半　結茯苓三錢

煮半夏二錢　鹽陳皮一錢　款冬花錢半

苦桔梗錢半　炙甘草五分

又服方後。氣喘漸平。咳嗽痰減。以麥門冬湯去棗滋養肺腎法。

麥門冬三錢　北沙參三錢　蘇法夏錢半

淨粳米布包四錢　五味子七分　款冬花錢半

女貞子二錢　炙甘草

又服方舌尖轉薄、苔帶白。舌根黃色亦淡，脉息弦象已減。再取前法。以治善後。擬參麥六味丸作湯主之。

大熟地三錢　石棗肉錢半　正淮山二錢

結茯苓三錢　粉丹皮錢半　泡澤瀉錢半

大麥冬三錢　西洋參錢半　五味子五分

服後咳嗽喘逆均愈。

某某。哮喘一症。多由痰窠結於肺俞。痰氣鬱於肺、絡。故遇風、遇寒、即發。傷酒、傷食、亦發。發則痰氣相搏。胸膈滿悶不開。喉中聲如曳鋸是也。現診六脈均滑而急。明係停痰伏飲所致。當取交水天法。真武湯加減

結茯苓四錢、漂白术錢半、杭白芍錢半

淡附子錢半、苦杏仁錢半、煮半夏二錢

浮海石二錢、鹽餘柑二枚

又服方稍平。痰亦易咳。再與運脾疎腸法。外台茯苓飲主之。

結茯苓四錢、潞黨參二錢、漂白术錢半

綠枳殼一錢 鹽陳皮一錢 老生姜一錢
苦杏仁錢半 煮半

服方胸膈開，氣平，痰嗽亦定。

李姓，年三十許，素有哮喘，脉來沉微而細，風濕合感，發出疥瘡。本屬吉兆，而疥瘡復爲風襲，且誤服清解之藥，致疥瘡收伏不起，左半身浮腫，小便少，大便難通，則濾滑。當取溫理化濕，導熱下行，以平其喘。現經数夜不眠，須防腸脫。茲以五苓散合平胃散作湯加減主之。

泡澤瀉三錢 肥豬苓二錢 結茯苓三錢

炒茅术錢半　上桂枝錢半　川厚朴一錢
鹽陳皮一錢　上沉香七分
又服後，溺長便解。瘡疥既經外感內伏，復誤服清涼
之劑，致左半身浮腫。氣喘，數夜不眠，脈息沉微而細。
昨服胃苓湯加沉香後，小便利，大便通，偶有作睡，惟
氣仍喘促，動則更甚。必須提防，取還裡鎮納法，以看
如何。擬真武湯加味，兼以化氣消痰法。
絡茯苓四錢　漂白术一錢半　杭白芍錢半
淡附子錢半　紫蘇葉一錢　鹽砂仁七分
炒於术四錢布包　新會皮一錢　上沉香五分

又服前方，夜稍安睡，飲食亦進，即疥瘡亦托泡膿，但氣尚未和，仍須温中固攝，以鎮納，再與前方加減法。

結茯苓 四錢　漂白术 錢半　杭白芍 錢半
淡附子 二錢　上沉香 五分　廣陳皮 一錢
五加皮 酒洗二錢

又服方後，左寸關脉息稍起，夜亦安睡，疥發瘙癢難忍，惟氣仍帶緩，係陽氣已達，血能周行，濕亦漸運，疾尚未化，仍用前方加減，以達陽氣。

結茯苓 四錢　漂白术 錢半　杭白芍 錢半

淡附子錢半　上玉桂二分另炖冲　上沈香五分

蟬蛻身五个　鹽陳皮一錢　淨秋石五分冲

又服前數劑，症已轉機，陽氣既已外達，脉息亦見起色，惟素體既虛，尺部較短無力。取芍藥附子湯加味，佐以化痰燥濕之品。

杭白芍錢半　淡附子二錢　炙甘草七分

鹽陳皮一錢　煮半夏二錢　五加皮二錢酒洗

鹽砂仁七分　淨秋石七分勻兩次冲

又服後，諸症均瘥，復與真武湯加固衛法。

結茯苓四錢　漂白术錢半　杭白芍錢半

實驗治療　七百

淡附子錢半　炙有蔑三錢　蟬退身五个
潞半夏二錢　淨秋石七分匀冲

又諸症既愈，當取固衛寧心法，玉屏風散加味。
炙有蔑三錢　漂白术錢半　軟防風一錢
淡附子錢半　蟬退身五个　鹽砂仁五分
煮半夏二錢

又疹後氣血兩虧，致肢軟無力，支持不起，疥發頻覺瘙癢，亦係氣弱血不充盈，非濕熱火熾者比，治宜助氣補血化痰托風法。
炙有蔑三錢　漂白术二錢　軟防風八分

方牡蠣三錢　黑杜仲二錢　淡附子錢半
刺蒺藜錢半　蟬退身五个　鹽砂仁五分

又服前諸劑，症均全愈，疳已結痂，而小腹迫為癰腫，皮紅出堅，大如鷄蛋，不能成膿，係濕欲外達，由陰化陽，乃氣不足，血泣不行，故脈左寸關露出弦象，右亦滑中帶急，底下治法，當從助氣和血，托膿兼以運濕之法。但部位近於任脈，仍須提防其散毒之患，再取玉屏風大意而加味之。

炙芪三錢　漂白术錢半　蟬退身七个
甘枸杞三錢　川黄柏[illegible]鹽　五加皮二錢酒炒

赤芍藥錢半

又用異功散去朮加味，

亨丹參三錢　炙肉蓯三錢　甘枸杞三錢

蟬退身五个　五加皮二錢　炒鹽陳皮一錢

鹽砂仁七分　結茯苓三錢　炙甘草五分

又二妙散加味。

正茅朮錢半泔泡　川萆薢錢半水炒　鹽甘枸杞二錢

炙肉蓯三錢　黑杜仲二錢炒　薏苡米五錢布包

五加皮二錢

又服後，疥瘡瘙癢，復覺燃熱，是陰液不足，虛陽外浮。

故心亦作悸，與四君子湯去朮加味主之。

潞黨參三錢　正淮山二錢　結茯苓三錢

黑杜仲三錢　甘枸杞二錢　炙黃芪三錢

遠志肉八分　白蘚皮錢半　炙甘草五分

人復診脈息，沉細虛急，重按甚有力。氣血兩虛，小腹癰腫，皮破肉爛，不能成膿，致鮮血頻流，殊為不宜。與四君子湯加味，以養陰斂陽，雙補氣血法。

蘇黨參三錢　正淮山三錢　抱木神三錢

白龍骨二錢　桑螵蛸錢半　杭白芍錢半

川續斷二錢　炙甘草八分

又服兩次，癰血已止。但流之過多。陰液既虧，故脈息軟昨雖見有力。而右部按之滑大虛急。當從陰和血佐以清潤法。

西洋參錢半 正淮山三錢 抱木神三錢
白龍齒二錢 杭白芍錢半 女貞子三錢
川石斛三錢 炙甘草七分

又方

西洋參錢半 正淮山三錢 抱木神三錢
粉丹皮錢半 杭白芍錢半 生牡蠣四錢
大麥冬錢半 川黄精錢半 炙甘草五分

又服方後瘡口漸平諸病均愈以六君子湯加減治之可望向安

西洋參錢半 正淮山二錢 抱木神三錢

蘇法夏錢半 祠肉陳一錢 酸棗仁二錢

生白芍錢半 炙甘草五分

又服前諸方瘡口既收肉亦漸長脈轉沉滑細濡惟左寸尚有微急之象氣見微促擬養陰扶陽加以活血化痰法與麥門冬湯加附子諸品主之

大麥冬三錢 西洋參錢半 煮半夏錢半

淨粳米四錢（飯色） 淡附子錢半 海蛤殼八錢

杭白芍 桂枝 左牡蠣四錢 祠肉膠一錢

又方 異功散加減

西洋參錢半 正淮山三錢 抱木茯神二錢

祠肉肉一錢 大麥冬二錢 淡附子錢半

海螵蛸八錢 萊菔子錢半 鹽春砂五分

炙甘草七分

又方 真武湯加味

結茯苓四錢 漂白朮錢半 杭白芍錢半

淡附子錢半 生牡蠣四錢 上沉香五分

川杜仲二錢 淮牛膝錢半

又附子湯加減。

西洋參錢半 繞茯苓三錢 漂白朮錢半

生白芍錢半 淡附子錢半 女貞子二錢

枸杞子二錢 淮牛膝錢半 海蛤殼八錢

上沉香五分

又服前諸藥，症已均愈。人亦精神。起坐有加。繼以六君子湯、六味湯兩方加減收功。

西洋參錢半 漂冬朮錢半 結茯苓三錢

陳橘絡一錢 煮半夏錢半 淡附子錢半

海蛤殼八錢 苡米仁四錢 川杜仲二錢

炙甘草五分

又六味湯加減。

大熟地四錢蛤粉拌　女貞子二錢　正淮山二錢

結茯苓二錢　粉丹皮錢半　泡澤瀉錢半

破故紙錢半　枸杞子錢半　酸棗仁二錢

冬桑葉三分

其案。兩寸斷沈滑而急。重按尚未離根。然而尺無力。老年感受風寒。於吐利之後。雖經以次向愈。究竟濕下仍停。故於昨日忽得痰喘。不能倚息。現咽癢為擦風。痰鳴為停濕。喘甚則額上冷汗出。為下焦之陽虛。

故痰皆白沫唾之則粘。推外感寒熱諸標症。則表散
却不可投。計當降太陰肺氣。納下焦之虛為急。痰嗽
喘促一症。與老年原不相宜。特酌斯方。以冀漸瘥。
結茯苓四錢 潔白术錢半 杭白芍錢半
淡附子錢半 苦杏仁錢半 煮半夏錢半
香前胡一錢 蜜桔紅八錢
又服方後。嗽喘均減。以外台茯苓飲加味主之。
結茯苓四錢 蘇党參三錢 潔白术錢半
綠枳殼一錢 鹽陳皮一錢 炒生姜二片
煮半夏二錢 苦杏仁錢半 服後喘平痰減。

某案細診脉息。左右寸關沈滑虛急。兩尺均弱。素有哮喘。則肺腎已虛。現咳嗽氣急。動則尤甚。胸次亦覺易飢。飢則頭眩目暈。必得食。其中氣之虛更屬可知。辰下剛燥祇恐劫陰。寒涼更防助濕。計當交濟水天。運化痰濕。以 寸病。擬金水六君子湯加味主之。

大熟地 三錢　白歸身 錢半　結茯苓 三錢
煮半夏 二錢　鹽陳皮 一錢　上沈香 七分
淡附子 錢半　海蛤殼 八錢　炙甘草 五分

又服後喘減。腹飢亦瘥。取滋腎運脾法。

大熟地 三錢　石棗肉 錢半　正淮山 二錢

結茯苓二錢 粉丹皮錢半 澤瀉錢半

大麥芽錢半 甘枸杞錢半 鹽水炙 八分

又 服前方。頭暈甚亂均痊。咳促較昨更輕，再與前法。

佐以化，疏肺氣，健胃平木。庶中氣足。則飲食得化精

血。不治肺而咳嗽哮喘自可漸安。

西洋參錢半 正淮山二錢 結茯苓三

祠肉陳一錢 蘇法夏錢半 甘枸杞錢半

巴戟天錢半 杜仲二錢 炙甘草五分

又 服六君子加減，氣平嗽減，與溫補脾腎法。

製首烏二錢 女貞子二錢 當歸二錢

結茯苓二錢　粉丹皮錢半　澤瀉錢半
淡附子錢半　鹽陳皮一錢　煮半夏錢半

又服方後諸症均愈。以六君子湯加附子海蛤主
燕党參三錢　炒白术錢半　結茯苓三錢
煮半夏二錢　桐內防一錢　海蛤殼八錢
淡附子錢半　炙甘草五分

虛癆症

某案。脉弦滑而急。咯血之後。痰嗽續之。氣逆欲嘔。陰將竭矣。飢熱自汗。陽氣亦弱。奈如之何。大便又溏。土氣之弱更為可慮。姑從交濟陰陽法。再延恐入損門。

務宜寬心靜養為急。以二加龍牡加減法。

蕪白薇錢半　杭白芍錢半　白龍齒二錢

左牡蠣三錢　潞黨參三錢　炙有芪三錢

祠肉陳一錢　蜜冬花錢半　炙甘草五分

又服後，諸症加昨。以龍牡異功散加減。

潞黨參三錢　漂白朮錢半　結茯苓三錢

祠肉陳一錢　白龍齒二錢　左牡蠣三錢

大麥芽錢半　炙有芪三錢　炙甘草五分

又。此方服三劑，自汗止，肌熱亦退。即陰液漸長之象。

再以健脾補肺法。

蜜紫菀三錢 北杏錢半 川貝母錢半
炮姜炭八分 五味子七分 正阿膠錢半
大麥芽錢半 左牡蠣三錢 炙甘草五分

服兩劑，痰嗽均稀。後以此方合六君子製丸服。

王姓男子。脉息滑急而數。產後痰嗽，氣逆欲嘔。便多溏泄。食不知味。肺氣虛弱。土不生金。舌黑而濁。宜養肺扶土。平木為急。七味白术散，加龍牡以升陽斂陰法。

粱白术錢半 炒福參二錢 結茯苓三錢
煨木香四分 粉葛根錢半 白龍齒二錢

左牡蠣四錢　炙甘草五分

又服方下利減。氣仍喘逆。嘔尚未平。以參苓白朮散加味出入主之

炒潞參三錢　漂白朮錢半　結茯苓三錢

正淮山二錢　白扁豆四錢　苡米仁四錢

苦桔梗一錢　鹽砂仁五分　炙甘草五分

又服前方。下利轉稀。嘔逆亦平。惟咳嗽痰多。再與六君子湯以扶脾氣。佐之化食。擬六君子湯加五味麥芽內金。

潞党參三錢　漂冬朮錢半　結茯苓三錢

麯　法夏錢半　鹽陳皮八分　大麥芽錢半
五味子七分　雞內金二具　炙甘草五分
服後飲食漸進，痰嗽亦稀，復以此方出入收效。

林氏婦人，血後痰嗽，脉息弦滑，發熱，舌燥。及發熱後
又有腹痛雷鳴下利之苦。乃肝乘脾也。擬調和土木
法，以逍遙散加減主之。
當歸中錢半　杭白芍錢 生切片　漂白朮錢半
結茯苓三錢　鱉血柴一錢　大麥芽錢半
白扁豆四錢　炙甘草五分
又服方，下利稍稀，腹痛亦減，當取和血扶土法。

乾地黄（三錢 砂仁拌）炒 當歸（土炒）錢半 杭白芍錢半
川續斷錢半 左牡蠣三錢 炒麥芽錢半
大寳砂二枚 蜜冬花錢半 五味子五分
又服方發熱退，腹痛下利均愈，以前方加味作丸，常
服月餘，咳嗽全痊。

某案、脉象濡氣六陰。重按却覺細軟，症由草烟起，夜
多不眠、醉酒更甚。本屬陰陽不和，故陰弱者陽必浮。
于心熱，即其明證也。藥須育陰斂陽，佐以運濕化氣
之品主之。
蘇白薇錢半 杭白芍錢半 白龍盎錢半

半夏湯法　南○存

左牡蠣四錢　西洋參錢半　抱木神三錢
煮半夏錢半　大棗砂二枚　炙甘草五分

又服二加龍牡湯加減。夜稍安眠。究竟戒烟一症，陰血虛弱。卯氣亦不足。以酒興奮周慮合宜。然浮陽難免鼓動。故飲酒反覺不寐。蓋隨體質而生變化。似當滋養肝腎。加以鎮神識。亦如酸棗仁湯加味之為對證也。

酸棗仁二錢　肥知母一錢鹽水炒　川撫芎錢半
抱木神三錢　左牡蠣三錢　生杭白芍錢半
青鹽陳七分　製法夏二錢　炙甘草五分

又服前方。眠食均安。手心有時覺熱。是陽氣猶未下
交。與六味湯加味以養之。
乾地黄三錢　石蓮肉錢半　正淮山錢半
結茯苓三錢　粉丹皮錢半　泡澤瀉錢半
酸棗仁二錢　左牡蠣三錢　製遠志七分
黑豆衣四錢　大蜜砂二枚　服後潮熱退。
某童脈息左右寸關滑中帶虛。兩尺仍弱。應指都赤。
木耕土虛之體。延久陰氣已傷。論症較前似有轉機。
訓所忌者三。發熱為陰虛。便泄為土弱。痰濁為肺傷。
本條猶象。至於舌燥為津液之不足。涼瀉則滑便。計
實證占孫　百

當從中土設法爲要，以五味異功散加減
西洋参土炒錢半 漂白术錢半 結茯苓三錢
陳桔絡八分 左牡蠣三錢 海蛤殼八錢
絲瓜絡五寸 苦桔梗錢半 盐砂仁五分
炙甘草五分
又服方後發熱輕，便泄亦少，仍與前方加減繼之
西洋参土炒錢半 正淮山六錢 抱木神三錢
福肉陳一錢 苡米仁四錢布包 左牡蠣三錢
黑豆皮四錢 杭白芍錢半 炙甘草五分
又服後痰已轉爲枯，發熱亦退，便泄更少，取參苓白

术散主之。

炊福参三錢 結茯苓三錢 漂冬术錢半

正淮山二錢 扁豆殼四錢 苡米仁四錢

苦桔梗錢半 蓝砂仁五分 炙甘草五分

大麥芽錢半

服後大便轉溏，痰少精神漸健。

葉姓婦人，年三十許。素多帶下。潮熱便泄。飲食少進。頭暈肢瘦。面色青白。係厥陰血虛。太陰土弱。脉息細急。為虛症所忌。擬歸脾湯加減以和之。

炊福参三錢 漂白术錢半 歸中錢半

炙有芪二錢 遠志肉七分 煨木香五分

酸棗仁 二錢 抱木神 三錢 杭白芍 錢半
炙甘草 五分

又服昨方，飲食稍進。而下利依然，口乾舌絳。陰液已虧，以參苓白朮散。甘淡養脾陰法，與服兩劑。

炒福參 三錢 漂白朮 錢半 結茯苓 三錢
炒淮山 二錢 白扁豆 四錢 苡米仁 四錢布包
苦桔梗 錢半 蒸春砂 九錢 炙甘草 五分

又服後，下利減半。帶濁亦瘥。以淮山、芡實，各三錢。蓮子去皮心十四枚，代茶常服。又用白菓肉一兩。豬尿胞一個。洗淨炖爛。飲汁連服七個。帶濁止。人漸健。

北關外富村鄉。錢姓男子。勞力過度。飢飽失時。致四肢無力。面色痿黃。脾不轉輸。腹皮脹而見厚。舌苔白脉細濡。取歸芍六君子湯。補氣和血法。

蘇党參 三錢　漂白朮 錢半　結茯苓 三錢

塩陳皮 一錢　煮半夏 錢半　當歸中 錢半

杭白芍 錢半　炙甘草 五分

又服前方。四肢稍覺有力。食亦多進。惟行路心必動悸。氣力衰弱。以棗志異功散加味主之。

潞党參 三錢　漂白朮 錢半　結茯苓 三錢

塩陳皮 一錢　酸棗仁 二錢　製遠志 七分

川杜仲炒二錢　宣木瓜錢半　盐砂仁五分
炙甘草五分

又服後，諸症均瘥。腹亦見軟。以白歸脾丸。每早晚空心用淡甜湯送下各三錢。服至月餘，精神大振。操作如故。

某案　大便連日下解。陽明腑氣已通。復診脉息，右三部靜細有神。却非病象。獨左寸關仍覺弦細而滑。則痰屬虛痰熱，當責諸肝熱。惟温補則爍陰。寒凉則助濕。兹仿古人甘淡養脾之法。以參苓白术散主之。

炊福參三錢　結茯苓三錢　漂白术錢半

正淮山二錢 白扁豆四錢 苡米仁四錢
苦桔梗錢半 盐砂仁五分 炙甘草五分

某案、脉息兩寸関弦滑。兩尺帶短。夫弦屬木。尺短屬陰虛。滑屬陽象。陽事不舉。本係陽虛。以脉論之。則有肝腎陰虛之徵。乙癸本同源也。擬前賢左歸飲加味主之。

大熟地三錢 石棗肉錢半 正淮山二錢
結茯苓三錢 甘枸杞二錢 兎絲子錢半、
覆盆子錢半 炙甘草五分

又前方服兩劑。繼服五子衍宗丸半斤。而陽事舉矣

實驗治療

兎絲子、甘杓杞、覆盆子

五味子　車前子　各等分研末。水泛為丸。

每早晚空心。用塩泔湯送下各三錢。

李氏婦人。年三十許。經期早至。潮熱食減。頭暈耳鳴。

四肢疲軟。夜不安眠。舌絳心悸。脉息細滑微弦。係厥

陰血不充營。故有時月潮黃水。即太陰土氣亦弱。擬

棗志異功散加味。主之

西洋參 錢半　漂白术 錢半　抱木神 三錢

陳桔絡 一錢　酸棗仁 二錢　製志肉 七分

大蠶砂 二枚　炙甘草 五分

又服後夜得安寢。再為添痰。惟潮熱仍甚。取地骨皮飲去川芎加味主之。

大熟地三錢砂仁末杵　當歸中錢半　杭白芍錢半

川續斷二錢　粉丹皮錢半　地骨皮二錢

酸棗仁二錢炒　杜仲錢半　粉甘草炙七分

又服方後人稍健。潮熱已減。再與養陰扶土佐以化氣法。

麵党參三錢　正淮山二錢　結茯苓三錢

陳桔絡一錢　大蜜砂三枚　川石斛三錢

川續斷二錢　炙黃芪三錢　炙甘草五分

此方連服三劑。症漸向痊。

浮腫

北關外嶺下鄉。李姓土匠之妻。年三十許。産後惡露少行。外傷風邪。口渴身腫氣喘痰多。夜不得卧。脉來弦滑。小便短澁。自汗胸滿。以四苓加去瘀之品以導之。

泡澤瀉三錢　茯苓皮三錢　肥猪苓二錢
漂白术錢半　製蘓子錢半　南查肉錢半
茺蔚草錢半

又服後小便頗利。氣仍喘促不安。當取鎮納法。

結茯苓四錢　漂白术錢半　杭白芍錢半

淡附子錢半　萊菔子錢半　南查肉錢半

宣木瓜錢半　上沈香七分　茺蔚草錢半

又服後喘平睡穩。惟腫脹未消。與五皮飲加味以消導之。

茯苓皮四錢　生姜皮五分　五加皮二錢

鹽陳皮一錢　大腹皮二錢　酒木瓜錢半

炮姜炭八分　鹽砂仁七分。服後癃行，腫亦漸消

北鄉李姓，年三十許。濕熱聚於膀胱，二便不利，遍身浮腫，氣亦作促，脉息沈滑，以五皮飲加減主之。

茯苓皮四錢　鹽陳皮一錢　五加皮二錢

大腹皮二錢　生姜皮五分　漢防已二錢鹽水炒

又服後小便多利，面部腫消。再以前方加減。

茯苓皮四錢　五加皮二錢　大腹皮二錢

鹽陳皮一錢　生姜皮五分　小蘇梗一錢

萊菔子錢半　宣木瓜錢半　漢防已二錢

又服方後，氣喘平，惟下半身仍腫。大便少解，似有裡急。係氣難疏，而濕尚未化，以消積平胃散加味而利導之。服後便解，腫亦均消。

蘇茵陳三錢　正茅术錢半　鹽陳皮一錢

川厚朴一錢　五加皮二錢　海桐皮二錢

地膚子

某案。六脈虛滑，牙關浮而且痛，上氣促。小便亦濁，足跗又有浮腫。惟牙床雖屬手胃，而齒又為骨之餘，則係於腎，足跗更為腎氣之樞。恐上實下虛，留火不能歸元人侯，姑擬鎮陰逆合滋腎丸加減主之，以冀漸愈。

大熟地三錢　淮牛膝錢半　范澤瀉二錢

上肉桂二分　淡附子錢半　川染栢錢半

炖冲

肥知母錢半　炙甘草五分

又服方後，小便稍清，通亦無多。脈息如昨，再與前法。

以附子七味作湯加減。

大熟地 三錢 女貞子 三錢 正淮山 二錢

結茯苓 三錢 粉丹皮 錢半 泡澤瀉 錢半

淡附子 一錢 川黃柏 錢半 骨碎補 錢半

服後足腫消。小便利。牙浮與痛皆愈。

某案細診脉息。左右六部沈滑而急。下焦腫脹殊大。腎囊陰莖亦然。症由上游得之。其地山高水寒。土燥地濕。濕陰邪也。腰以下陰分也。以陰從陰。故傷於濕者下先受之。維是腫勢既大。小便不利。則水之源流且塞。非藉氣以化之。則水愈滯而不行。腫亦有加而

無已。姑與五苓散加味。以冀濕從氣化而下達。則腫脹自可漸消

茯苓皮四錢 澤瀉三錢 肥豬苓二錢

漂白术錢半 小桂枝錢半 宣木瓜錢半

漢防已二錢 大腹皮二錢 鹽砂仁七分

又服後小便稍利。下半身腫勢稍減。以五皮飲加牛膝砂仁。引送滋腎丸。

茯苓皮四錢 陳皮一錢 五加皮二錢 生姜皮五分

大腹皮二錢 砂仁七分 淮牛膝錢半

引滋腎丸錢半送下

又服後，小便甚暢，陰莖及下半身腫消。脈息急象亦平。與運土滲濕法。

江蒼朮一錢半　漂白朮錢半　結茯苓三錢

煮半夏二錢　塩陳皮一錢　宣木瓜錢半

淮牛膝錢上　炙甘草五分

王姓男子。年近不惑。左右脈息均帶弦滑。重按實象。通身虛浮。天冷則消，天暖尤甚。其病在氣分可知。唯素多虛汗，現有頭疼，其表陽之虛，肝木之鬱，更可想見。此時溫涼固不可用。而濕補卻難奏效。擬固表陽，運脾濕，平肝木之法。服後自汗與浮均瘥。

炙甘草三錢　漂白朮錢半　軟防風一錢
茯苓皮四錢　五加皮二錢　鹽陳皮一錢
生姜皮五分　宣木瓜錢半　泡澤瀉二錢

某案。脈寸關細滑而急，應指欠清。尺部短而且促，久痛化腫作脹。厥陰逆氣時衝。夜多不眠，臥則更喘，小便色赤，腎囊腫大。是氣不化，水愈不行。論症本係太陰濕，陽明熱，厥陰衝逆，性喜動不已。當防提及腎氣便為緊候。眼下急務，以降衝化氣為先。

綿茵陳三錢　連翹殼二錢　赤小豆三錢
茯苓皮四錢　五加皮二錢　大腹皮二錢

李根皮二錢 塩陳皮一錢
又服後腫減。小便轉淡。以三妙散加味主之。
正茅朮錢半 川黄栢錢半 淮牛膝錢半
塩陳皮一錢 李根皮錢半 五加皮二錢
海桐皮二錢 漢防已錢半 地膚子錢半
服方小便利衛逆平。腫亦漸消
某案。脉息沈而鬱滯。老年發腫作脹。腎囊陰莖尤見腫墜。服燥濕納腎辛熱諸方。均不應手。而舌苔尚是白滑。服藥雖未至化燥。而三焦氣化失靈。故脉亦鬱象應之。辰下用藥。似宜太陽以化氣。太陰以運濕為要否则當防起喘之患。則難療耳。

泡澤瀉三錢　肥猪苓二錢　結苓皮三錢

漂白朮錢半　小桂枝一錢五　加皮二錢

大腹皮二錢　盬陳皮一錢　絲瓜絡五寸

又服後小便多利。再與化氣消腫法。

正茅朮錢半　川朴花一錢　盬陳皮一錢

結茯苓三錢　淮牛膝錢半　五加皮二錢

川黃柏錢半盬水炒　炙甘草五分

又服後腫脹減半。腎囊亦消。以滋腎作湯加味主之。

上玉桂三分另炖冲　川黃柏錢半　知母一錢盬水炒

淮牛膝 錢半 盐砂仁 七分 宣木瓜 錢半
五加皮 二錢 薏米仁 四錢 服後腫脹均愈。

脚風

胡姓婦人年二十九。小產之後。兩脚風痛。不能行走。夜痛更劇。寢食不安。係血分傷風。致筋攣不舒。以舒筋活血疏風法。擬逍遥散加減主之。

當歸中 錢半 杭白芍 錢半 京丹參 三錢
結茯苓 三錢 小桑枝 錢半 川續斷 二錢
宣木瓜 錢半 大秦艽 錢半 粉甘草 五分

又服後痛減。行步尚難。筋硬睡仍不安。取柔潤平肝法。以養血疏風為主。

明玉竹三錢 明天麻二錢 直殭蠶錢半

黑芝麻三錢布包 生炙芪各三錢半 宣木瓜錢半

淮牛膝錢半 炙甘草五分

又服前方腫稍安痛已減半。以平木和血舒筋法。

大熟地三錢 當歸中錢半 杭白芍錢半

川續斷錢半 大秦艽錢半 宣木瓜錢半

五加皮二錢酒洗 服後脚漸能行

某案 六脉沈濇。左部帶弦。心悸口渴。兩脚麻木作腫。

二便少通。症屬風暑濕三氣合而為痹。且北方夏令霧露甚重，其陰霾之氣襲於肌膚，致州都失職，不能從氣化而行。屐下當蹠風祛濕為要。

綿茵陳 三錢　正茅术 錢半　川厚朴 一錢

鹽陳皮 一錢　宣木瓜 錢半　川黃柏 錢半

淮牛膝 錢半　粉甘草 五分

又服方後痺瘥。次方以三妙散加味，服之腫痺均愈。

正茅术 泔泡 錢半　川染柏 錢半　淮牛膝 錢半

綿茵陳 三錢　宣木瓜 錢半　泡澤瀉 錢半

縮砂殼 七分　五加皮 二錢 酒洗

其後經服茅术白虎湯，及羚羊地黃湯後，兩脚活動。

大便間日只通一次。仍是澀滯。下亦不易。胸熱甚。心悸亦平。復診脉息浮滑微急。右部弦急較左有力。兩尺帶澀。夫浮則為風。急弦皆為熱。滑則主濕。三氣相搏。致手足游走作痛。即歷節風之候也。脚浮舌黃。兩尺帶濡。又係血不榮筋。故用力則筋掣而為痛。再取理風平木祛濕佐以涼血之品為要。

絲瓜絡 三錢　新竹茹 三錢　綠枳殼 一錢

帶皮苓 三錢　川貝母 二錢　生地黃 四錢

龍膽草 錢半　生苡子 錢半　淮牛膝 錢半

黑豆皮 四錢

又復診脈息如昨。右尤有加，則内熱仍熾。惟兩脚頗覺自如。而左足跗偶有作疼。指節用力亦痛。兩手却能屈伸。病在肝胃。急宜滋養中加以化濕。大便雖不易鮮，日昕通兩次，稀溏滑。則濕之漸進。尚未全化。其足皮覺熱。筋脈失養故也。取龍膽瀉肝湯主之。

北毛柴一錢　生地黄五錢　白歸中錢半

生扁子錢半　川雅連八分　車前草錢半

龍膽草錢半　澤瀉錢半　白米蓮錢半

粉甘草七分

某桒桃期逾限兩個月之久。飲食如故，舌苔微黄。兩手足屈伸不便。關節處浮腫作痛。指節及腿膝亦疼。大便溏。日通兩次。心悸。胸前覺熱。頭暈目昏。脈息沈弦微急。右部較滑。前服逍遙散去柴、薄、白朮。加忍冬、牛膝、丹參、桑枝、木瓜、豨薟草。又服三妙散。加豨薟草、地骨皮、丹參、忍冬、木瓜、五加皮。並服溫膽湯去陳皮、半夏、甘草加黃柏、牛膝、五加、秦艽、丹皮、豨薟草、柔潤平肝藥、桑、甘菊、加木瓜、牛膝、黃柏、五加、海桐皮。諸活血、踈風、舒筋、清熱之方。月經已調。手足見舒。乃厥陰血熱。陽明燥濕所迫。復以涼膈散加減。以清餘熱。服之漸安。

淡竹葉三錢　連翹二錢　生梔子錢半
川貝母三錢　天花粉三錢　枯条芩錢半
淮牛膝二錢　五加皮二錢　白通草錢半

海天兵船幫帶許君惆傑，素有歷節風疾，已經年餘。庚子春，舊疾復作，兩手不能舉高，兩足亦難踐地，筋攣刺痛不安，夜不成寐，小便短澁，脉息弦滑帶急，乃蘊濕成熱，與葛根白虎湯加味主之

粉葛根二錢　生石羔一兩六錢　肥知母二錢
苡米仁四錢布包　忍冬藤五錢　淮牛膝二錢
粉甘草八分

又前方服兩劑。手漸能伸。而足尚不能踐地。以羚羊角白虎湯加減主之。

羚羊角三錢 生石羔一兩 陸肥知母三錢

苡米仁五錢 生地黃五錢 川黃柏二錢

稀薟草二錢 粉甘草一錢

又繼服白虎湯加味。連服十餘劑。步履始得自如。

生石羔二兩 肥知母四錢 淨粳米八錢布包

明玉竹三錢 海桐皮二錢 五加皮三錢

淮牛膝三錢 粉甘草一錢

錢塘巷王姓。年四十餘。屆秋。四末麻木。兩腳痿痺無力。起立困難。腰以下束縛作墜。小腹亦麻。飲食少進。偶有嘔逆。大便滑泄。抑或數日一解。係氣弱血滯不足。脾腎兩虛。脉息沉微而濡。經云：風寒濕三氣雜至，合而為痹。是內不足而外邪襲之。當先運濕，而後再議溫補脾腎，兼固衛氣。陽事不舉，自汗惡風，皆屬虛象。以次服方，飲食漸進。腳稍有力。及冬向愈。至春服丸藥始得全痊。

初次方 三妙散加味

正茅朮 錢半 泔浸　川黃柏 錢半 鹽水炒　炒牛膝 二錢

黑杜仲 二錢 酒　木瓜 二錢　威靈仙 錢半

第二方玉屏風散加味。
炙黄芪三錢 漂白朮錢半 軟防風八分
炒牛膝二錢 宣木瓜二錢 五加皮二錢 酒洗
大腹皮錢半

第三方牛膝丸加味。
淮牛膝錢半 川萆薢二錢 川杜仲炒二錢
合蒺藜三錢炒 沙苑 軟防風八分 黄芪水炒 兔絲子錢半
肉蓯蓉洗錢半 上玉桂三分燒冲 另大秦艽錢半

東垣痿痺方。第四次服。
生炙芪三錢各半 川黄柏錢半 鹽陳皮一錢

[illegible]治[illegible]

澤瀉二錢 軟防風七分 杭白芍錢半
五味子七分 淡附子錢半 生炙草八分各半

第五方左歸飲加味

大熟地四錢 石棗肉錢半 正淮山二錢
結茯苓三錢 甘枸杞二錢 淡附子錢半
川杜仲二錢 宣木瓜二錢酒炒 炙甘草七分

鹿茸四斤丸加味第六次服

肉蓯蓉錢半 淮牛膝二錢 明天麻錢半
鹿頂茸七分 酒杏瓜二錢 大熟地五錢
五味子七分 菟絲子錢半

第七次六君子湯加味。

高麗参錢半　漂白术錢半　結茯苓三錢
盐陳皮一錢　煮半夏錢半　淡附子錢半
破故帋錢半　巴戟天錢半　炙甘草五分

服前諸方，以次向愈。後以六君子湯合八味丸加味。配製爲丸。服後諸症均安。

高麗参一兩五錢　漂白术一兩五錢　結茯苓三兩，人乳拌蒸
盐陳皮八錢　煮半夏一兩五錢　大熟地三兩，蛤粉炸
石枣肉一兩五錢　上玉桂三錢　淡附子一兩五錢
炒牛膝一兩伍錢　鹿角膠二兩　益智仁七錢

寶驗治療　　十二之五

破故帋二兩　巴戟天（酒炒）一兩伍　酒木瓜一兩五錢

兔絲子一兩五錢，乳拌蒸

右藥依製勿炒過焦，恐傷藥性，研末重篩，以淨冬蜜、老飴糖各半，杵爲小丸，如桐子大，曬乾存性，一星期，以退火氣，貯磁瓶內，每早晚空心用淡鹽湯送下各三錢，忌食生冷膩物。

麻疹

某案　細診脉息，寸關沉細而滑，右部弦滑從陽，據症于前日即有發熱頭痛，刻熱退，而語言不出，是邪熱之氣伏于心絡，以舌乃心之苗，其心脉又絡于舌本循喉嚨故也。但皮膚上隱隱尚有斑痧。是邪雖內斂。其氣仍欲外達。法當乘机利導為先。症成啞障要候。姑擬此方。以搏挽風以利陽散加減主之。

大元參 三錢 牛蒡子 錢半 直殭蚕 錢半

結茯苓 三錢 浙貝母 二錢 苦桔梗 錢半

蟬退身 五分 連翹殼 二錢 粉甘草 八分

又服方後。語言稍轉。但聲音未甚明了。仍取開竅滌痰法。

大元參 三錢 鮮竹茹 三錢 炒枳殼 一錢

結茯苓 三錢 浙貝母 二錢 川石蒲 七分

雋胆星一錢 牛蒡子錢半 粉甘草七分

苦桔梗錢半

服後語清。隱疹亦退。

某案診脈浮弦滑急。重按之濡。症由風寒內鬱。誤補不開。致太陰肺氣不宣。咳嗽痰多。上氣喘急。且肺與大腸相表裏。大便為之秘。蘊熱久嗽傷絡。故痰中帶血。至於肌熱未退。背脊一帶。尚發風麻。却係表邪不解。樂擬宣太陰肺氣。佐以消痰降氣走表之品。再延恐內陷矣。

蘓霞花錢半 布包、 釘代赭二錢、 西洋參錢半

煮半夏二錢、結茯苓三錢、川貝母二錢、

蟬退身五个、蚕蘇子錢半、粉甘草七分

又服後咳喘見減，風疹仍發，肌熱依然，取疎解風熱，

佐以化痰利氣法。

冬桑葉錢半、蚕蘇子錢半、萊菔子錢半

結茯苓三錢、川貝母二錢、牛蒡子錢半

大青葉錢半、枇杷葉三錢、粉甘草七分

鮮蘆笋四錢

又服後諸症俱瘥，以前方去桑葉、蘇子，加竹茹、枳殼

服之均愈

一百二十八

榕城藍姓，秋感風寒，兩脚軟而無力，惡寒便泄，脉來細弱而急，係濕邪内鬱，風疹未現，以玉屏風散托表助氣，加以化濕行血法

生炙芪三錢各半 漂白术錢半 軟防風一錢

宣木瓜錢半 蟬退身五个 赤芍藥錢半

結赤苓三錢 炒蒼术四錢 布包

又服後風疹外達，遍身作癢，下泄止，脚稍有力，以逍遥散加減主之。

當歸中錢半 杭白芍錢半 京丹參三錢

結茯苓三錢 小桑枝錢半 忍冬藤三錢

炙甘草五分

丙申秋，劉君贊侯夫人，受驚後，發爲柔痙，俗謂之厥。作則嘔逆心悸，手足搐搦。甚則衝氣上騰，頭抖，戰慄，呻吟喘咳，脈息沉弦。必汗出淋漓而後能已，亦從濕氣。

羚羊溫膽湯加減

羚羊角一錢　新竹茹三錢　絲瓜絡一錢

結茯苓二錢　陳桔絡八分　川貝母二錢

忍冬藤五錢　炙甘草七分

又服前方，症見依然，日間仍發數次，係厥陰鬱熱以偏不靜，以羚羊角地黃湯加味以鎮之。

羚羊角三錢　生地黄四錢　粉丹皮錢半
杭白芍錢半　忍冬藤五錢　明天麻錢半
石决明八錢　川貝母二錢

又服後復發二三次。惟行亦稍和，而手足仍見抽掣，似痰滿悶。醒時細詢其狀，知將發之頃胸次先覺寒，
症巡仿葉天士方去桔紅加川貝主治。
羚羊角二錢　川石蒲五分　膽星錢半
炙遠志七分　連翹殼二錢　雙鈎藤錢半
明天麻二錢　川貝母二錢

人服方是日即平，越日全愈。從此不發。蓋受驚過動

厥陰風木，土受木尅，則聚液而成痰，痰火阻滯，木不得伸，故發在食後。今仿川蒲遠志之通竅，膽星之化痰，川貝之散結潤燥，羚羊之鎮肝降火，連翹清心熱，肉桂天麻涼內風，則痰化火平，而風自息矣。

婦人年二十八歲，厥陰氣滯，太陰土弱，飲食少進，月經來時無多，陽火上升，偶迫咳血，胃脘痛疼，骨蒸頭暈，口燥，大便八日未解，早起下厥，人事不省，手握筋掣，目閉面赤，牙緊不開，按之脈伏不見，審其病情係內風癇動，血從氣阻，急宜熄風清火，俟醒時再出方議，燥熱之藥萬不可投。

明天麻三錢　新竹茹四錢　絲枳殼一錢
結茯苓三錢　川貝母三錢　蜜桔紅一錢
酸棗仁三錢　忍冬藤六錢　粉甘草八分

又服昨藥，神識清，筋舒手鬆。脉現沈微而濡。胃脘仍痛。夜不成寐。是晚仍以前方去桔紅，加金鈴子錢半。服後病見如滿故。次日復診，便尚未通，當潤其津液。以五仁湯用桃仁加味。

大桃仁一錢杵泥　生巵仁二錢　郁李仁二錢
火麻仁三錢布包　栝樓仁五錢　忍冬藤六錢
鮮蘆根五錢

又服後，便通，火燥下降，面色轉青，口不作渴，惟大便所通無多，舌苔尚未盡轉，胃絡仍有微痛，背中覺刺，舌黃食少，取通解三焦，以化濕運脾，去其陳垢，以達得安。

真鬱金一錢　白蔻仁五分　白通草錢半

川貝母二錢　苦杏仁錢半　火麻仁三錢

春砂仁三枚　川楝子錢半　石決明八錢布包

服後大便通暢，胃痛亦和。

制軍廟房楊姓長孫，生纔八月有奇，仲秋發瘧，眼倒牙緊，後見發熱，經服銀花、杏仁、羊角、柴胡、葛根、豆豉

實驗治療

[illegible]

以牛黃、陳皮、川朴、升麻、皮消下諸藥，纏綿月餘，延余診治。見其左眼紅絲。據云日昨發時，手足抽掣，面唇紅赤。撮口啼聲難忍。吮乳困難。大便水泄。小便短赤，徹夜不寐。脾腹脹滿。嘔吐似有挾痰。現外熱已退，內無便溺阻隔。且經升降攻下之後。筋紋左指風關青色。氣命兩關淡紫。右指紋並見紫黯。色不甚亮。非患在肝。似係厥陰風木內煽。陽火上升。濁陰下降。熱熱已甚。致三焦紛亂不靈。大便下利。小便溲自短。舌苔紅。舌中灰白。若再行攻下。必亡其津液。當先取分利佐以降逆之法。使樞機內旋。再議治肝

泡澤瀉 三錢 肥猪苓 二錢 結茯苓 三錢
茯术仁 四錢 真琥珀 錢半 堅白前 錢半
直殭蠶 錢半 布包
又服前方。小便多利。呃逆平。嘔亦止。夜有欲驚[illegible]
郷牙、車前草、燈草代茶、常服。脈紋如眯。左腮稍瑕赤。[illegible]
目瞞牽、手足仍見搐搦。肺聲稍亮。與鎮肝法。
羚羊角 三錢 鮮竹茹 三錢 絲枳殼 一錢
結茯苓 三錢 川貝母 二錢 雙鈎藤 錢半
活磁石 二錢 忍冬藤 三錢 連翹殼 二錢
天精草 錢半 白木瓜 錢半

一服方後。夜能安睡，搐搦亦平，喘乳照常。再以前方去川石連翹，加牛蒡、青黛以清熱化痰。服後兩脈均現紋，亦淡紅，發出微咳，痰稍活動。腹滿消，大便溏。兩目不欲開，猶怕大光，是風已熄，而火未平。當清其餘熱，以全其功

鮮竹茹三錢　絲枳殼一錢　結茯苓三錢

天花粉三錢　蟬退身五個　白菊花七分

大麥芽錢半　絲瓜絡五寸　粉甘草五分

服後目開，諸症均愈。以代茶方常服

鮮荷花七片　鮮蘆根五錢　苡米仁四錢

痰飲章

某紫。水停心下。時多悶悸。甚則嘔吐。舌苔白滑。脈息沈弦。飲食少進。擬小建中湯加味。

小桂枝錢半　杭白芍錢半　炙甘草七分

結茯苓三錢　煮半夏二錢　老生姜二片

大紅棗二枚　淨飴糖八錢烊化

人心悸漸瘥。食稍多進。惟痰唾繼冷。偶有脹悶。以苓桂朮甘湯加味。

結茯苓四錢　上玉桂三分　漂白朮二錢

大麥芽錢半　煮半夏二錢　炙甘草七分

又經云。土為萬物之母。納之利昌。土健則諸症自痊。現水飲已痊。當健脾胃。用六君子加香砂主之。

米炒黨參三錢　漂白朮一錢半　結茯苓三錢
鹽陳皮一錢　煨木香五分　鹽砂仁七分
煮半夏二錢　炙甘草五分

某案。脈息弦滑。素屬水飲。月閒必吐數次。甚則飲食進。脹悶不舒。胸次偶有作痛。是脾失健運。食則凡久。胃陽虛也。宜扶土溫胃。

淡吳萸一錢連水炒　川潞黨參三錢　結茯苓三錢
煮半夏二錢　南查肉一錢半　老生薑二片

十和叢二次

人一漸勤，食亦多，雖與連理湯以和胃氣，服之漸健。月前三，冷過勞復吐，仍服此湯及前方，其吐即平。

潞党參三錢　漂白朮錢半　北乾姜炒一錢

川雅連八分　結茯苓三錢　煮半夏二錢

吳茱萸七分　炙甘草五分

便秘案

老人年六十七歲，素有烟癮，大便不爽。前年左腳脛以下皮膚紫黑，係氣血不足，風濕流滯肌膚，則於無長時持不缺嚼，其常食蓮魚、鱺魚作為泥丸，易於消

實驗治療

[illegible]

化至數月後皮色轉淡。脚亦有加，人甚强健。今大便二十餘天未解。當責其六腑之不運，陽明燥氣内結，抑腎陰不濡，不及潤於大腸，以腎爲胃之關也。茲以平胃散加味。運濕化氣，用蒼术健脾化濕，川朴破積下氣，陳皮行氣消痰，加杏仁疏肺潤腸，麻仁潤燥，以肺與大腸相表裏也。牛膝助腎滑便，爲日已久，不能直達，當先使積氣調和，則便自解。若徒用攻伐，恐損津液更難通解。

正茅术錢半　川油朴一錢　陳皮一錢

苦杏仁錢半　火麻仁三錢布包　淮牛膝二錢

粉甘草七分

又服方後，將欲通而不得便，引以蜜煎導，下燥矢

次，各六十餘枚。肛口堅塞，初解時下血盈餘。次方

養胃和血法。

薑半夏二錢　西洋參錢半　火麻仁三錢布包

乾枇杷角二錢

長流水三杯，煎取大碗，濾淨冬蜜四錢，攪之

百遍，去渣服。服後大便通暢，人亦清爽。

北關外崗下鄉王姓老人，余姻家戚屬也。年六十餘，

因食嬰粟花餅，致腸閉收縮，閉而不通。四日夜裡多

燥擾坐卧不安。日入廁数十遍不能解。小便赤少。
腹脹滿。是老年胃中津液不足。大腸火氣燥灼。急與
大半夏湯加減。外以蜜煎導塞進肛門。
煮半夏二錢 西洋參錢半蔞炒仁三枚
綠枳殼一錢 結茯苓三錢
長流水三杯。貯大磁瓶。紉淨冬蜜四錢。揚五百遍。
煎一杯。去渣服。
服方並外導後。二便均通。个亦安然。
某
棠濕熱内蘊。小便短赤。大便五日不解。外有肌熱。
夜不安寢。飲食無味。舌苔帶白而燥。脈息滑急。取通

解法服後二便通，肌熱退。食量漸進。

川鬱金一錢　白蔻仁五分　白通草錢半

苦杏仁錢半　川貝母二錢　栝樓仁四錢

梔子仁錢半　郁李仁錢半　忍冬藤四錢

辛丑，蒲夏嶠上根櫃林君。浦口人，年五十五，素有烟癖，去冬以子病故，鬱氣傷肝，衝逆時作，或欬，噯噴便秘，以二三十天而一下，即通亦係燥結。余欵診時，已投貝实查芣川服之亦。乃犀角、馬盅、莧、石末、知母、大黃、芒硝之類，致胃液經攻洗將盡，而便愈燥結不通，且胸次覺熱，多唾白沫，肺陰傷，無以下潤大腸，小腹皮膚偏有發痒。人頭見瘇，足見腫熱，亦屬無加。食地而苔黃濁，口不渴，小便短，前曾投血乃攻下傷方。脊經脈息左沈細，右濡急，不大有力，真陰内灼，脉症合參，是厥陰氣滯，營脈血虧，關於老年，延之既久，即少陰水源亦虧，不可謂以實火，徒用寒涼，土氣更敗，攻破津液愈竭，過此必脹滿起呃，無從入經，盧扁亦無如之何矣。姑從金匱降逆和胃法，先調其氣，而開其腑，而後再議滋腎。夫腎主開闔，今腎精不足，當責其閉而不開矣。

煮半夏二錢　西洋參錢半　郁李仁錢半

栢子仁 錢半 石决明 八錢 煎法如前加冬蜜

又前方竟不敢遽服。越數日始煎服。服後如故。復來延診。脉息右尺稍軟。但攻下太過。胃氣已虚。與恐從將下矣。惟遁後難免不支。姑擬五仁湯去桃仁之寒。加蜜砂以調氣。牛膝以潤腑。棗仁以安神。服後必欲更衣。臨廁時當預備洋參三錢。便解即服。以助胃氣。

火麻仁 三錢 布包 生卮仁 錢半 郁李仁 錢半

栢子仁 錢半 酸棗仁 二錢 大蜜砂 三枚

淮牛膝 錢半

又服方果下燥矢黑色數十枚。人覺不支。病者以前

舊案方
醫謂係實火。所以大半夏湯洋參不敢遽服。藥已有
效。比次猶恐洋參三錢太多。只用五分。以水數杯煮
服。致脾胃作脹。藥少水多不能助氣。氣弱更易留飲。
反生脾濕。經云土喜燥而惡濕。即其驗也。然留飲之
後。茯苓再用洋參。又反滯氣。非助氣也。以喝飲故。現茶以
芳香調其氣。服之腸滴。腹中覺作雷鳴。偶有悶痛。是
腎臟寒氣不化。誤投寒涼。拒格所致。用下痰液既惟
燥烈之品亦非所宜。仿附子粳米湯加減主之
淡附子錢半　淨粳米五錢布包　煮半夏錢半
縮砂仁三枚　海蛤殼八錢　熟承絲五寸

服後嘈雜既定，腹痛亦平。

血症章

丙申春，吾閩劉姓，咯血半載有奇，服數劑地黃竹茹諸涼藥。其血止而復來，或血初止便咳嗽，或吐穀食。面色青黃，脈息沉細虛急，是脾胃虛，因多服涼劑。上焦見傷，心脾虛不能攝血，故血續溢不斷。然脈息不急，血已出絡，故便溢上。先取甘草乾姜湯加味以溫經通絡法。

炙甘草一錢　黑姜炭一錢 炮透　側柏葉錢半

乾藕片五錢　十灰散錢半 布包

又服方不應。是夜吐血碗餘。次日復診脉息沉濡。右部沉伏按之無力。急象已平。乃失血過多。面色及唇皆白。無甚血色。人極不支。餘血尚有續唾不了。急與黃土湯加減主之

大熟地四錢　正阿膠二錢蛤粉炒　枯条芩二錢

漂白朮錢半　炮姜炭透一錢炮　側柏炭錢半

桃花脂八錢布包　炙甘草七分

人服後。血漸歸。夜間安睡。時有咳痰。復以前方熟地用六錢。再服咯血更少。推嘔逆多在午間。亦脾胃虛弱所致。與異功散倍白朮加味主之

潞黨參四錢　漂白朮三錢　結茯苓三錢
陳桔絡一錢　炒黃芩二錢　炮姜炭一錢
炙甘草八分

又　向止人覺有加，精神稍振，舌苔仍白，嘔尚未平，五更盜汗，衛陽不足，以六君子湯倍白朮加龍牡附子交護陰陽法。

潞黨參三錢　漂白朮三錢　結茯苓三錢
薑陳皮一錢　煮半夏一錢　白龍齒二錢
左牡蠣三錢　淡附子錢半　炙甘草五分

又　脈嘔已痊，盜汗並減，與真武加味以助陽斂液法

結茯苓四錢　漂白术三錢　杭白芍錢半
淡附子二錢　白龍齒二錢　左牡蠣四錢

又服後汗少咳稀，飲食進，嘔亦平，惟下元氣虛，精亦不足，致腳軟不能下床，大便難。乃脾腎兩虛，非熱結者比。服姜附之後，脈忽沈細，重按却見有加，當取助陽法。

潞黨參三錢　漂白术三錢　結茯苓三錢
鹽陳皮一錢　煮半夏二錢　炙黃芪三錢
淡附子二錢　炙甘草七分　左牡蠣三錢

又服前方，大便已通，盜汗亦止。與金水六君子湯加

附與補氣血
大熟地四錢 當歸身錢半 結茯苓二錢
鹽陳皮一錢 煮半夏二錢 炙黃芪三錢
淡附子二錢 炙甘草五分
服前諸藥，腳覺有力，下痢得自止，面唇色亦轉
紅。正濕補滋味之品。日飲去。貧，月餘體復健康。
方中秋濤姓孀婦，年二十歲，桃期血潮，吐血盈盆鮮
紅瀝瀝徹，見惡寒，偶有咳逆，以心悸不得眠寐，歲之
吐一次。服犀角地黃湯，血止而未斷，復以此方加側
柏葉、藕節，沖童便服，血縮斷，今已年餘，業固情悉隱。

鬱本氣不舒，致循環失度，月信停，而血隨氣上溢，亂
而倒行。與柏葉湯收斂血管，加阿膠以養血液，用藕
節炒熏去瘀生新，以免留滯惡血而爲後患。
鮮側柏葉二錢　乾艾葉錢半　鮮荷葉二錢
正黑驢膠二錢，蒲黃末和勻拌炒
右藥以水一大碗，納馬通糞半杯，夏布包濾取清
汁二杯，入前藥煎一杯服。
又服後血止，繼以洋參還膠湯加減。服後天癸潮，睡
亦安寢。
西洋參錢半　新竹茹三錢　大蜜棗二枚

抱木神三錢 蘇法夏錢半 川貝母錢半
酸棗仁二錢 製遠志七分 粉丹皮錢半
炙甘草七分

鈕姪。咳嗽。素患脾寒。外感風邪，誤食生薑煮羊肉寒熱，頭痛。微咳聲重。溺赤口渴。脈息浮急。係鬱熱內擾欲達不達。以涼膈散加減。升其陽鬱，泄清裡熱。

淡竹葉三錢 連翹殼二錢 生梔子錢半
川貝母錢半 栝蔞仁三錢 苦桔梗錢半
鹽枳殼一錢 粉葛根錢半 炙冬蘇四錢
粉甘草五分

又大便下利一次。人見梢鬆。胸次覺闊。為風邪被濕補所陷。內壅血分。鬱而成熱。仍從通解法。以云積滯

川鬱金一錢　白蔻仁五分　白通草錢半

苦杏仁錢半　天花粉二錢　川貝母二錢

綠枳殼一錢　絲瓜絡五寸　鮮荷邊二錢

又大便復利一次。尚未甚暢。咳嗽喉間阻塞不通。脈數不徹。是積熱成瘀。如不開泄。久必結塊。則難醫矣。

枇杷葉二錢　苦杏仁錢半　新竹茹三錢

綠枳殼一錢　括蔞仁三錢　川貝母二錢

生梔子錢半　粉甘草七分

又服昨方。身輕人覺清爽。經用力勞復。夜吐瘀血碗餘。色黑味腥而臭。脈息浮大而急。發熱頭汗。口渴不止。且欲熱飲。是積熱外泄。濕況未消。再吐當防瀉溢。急以清熱降火法。

新竹茹三錢 綠枳殼一錢 結茯苓三錢

括蔞仁三錢 川貝母二錢 枯黃芩錢半

側柏葉錢半 乾藕片四錢 粉甘草七分

引童便尿一盅冲服

又服前方。便下黑水甚多。是見其鬱積為害非淺解也。現有發熱口渴。頭暈咳嗽不易出。脈息弦芤而急。左

黃公治療　上古齋中本

部帶濕乃積熱未清上血過多邪盛正傷陰液內灼
然急則治標無暇治本先清裡熱以防陰竭而後再
議治本也

鮮竹茹三錢 綠枳殼一錢 結茯苓三錢
川貝母二錢 天花粉三錢 枯黃芩錢半
白茅根三錢 枇杷葉三錢 川鬱金八分
淨蓮子錢半 粉甘草五分

又前方服兩劑肌熱口渴均瘥脈息轉為沉遲舌苔
白厚咳嗽痰白而粘欲寐無神是積熱經吐下黑瘀
外邪已解正氣已傷辰下裡熱稍清急須救陰存陽

以麥門冬湯去棗加附子等味以交濟之。

麥門冬 三錢 西洋參 錢半 煮半夏 錢半

淨粳米 三錢 布包 淡附子 錢半 海蛤殼 八錢

結茯苓 三錢 粉甘草 炙 五分

又咳嗽稀人仍欲寐。精神不振。邪去傷陰而陽氣又

防不固。以滋腎丸作湯加味主之。

川黃柏 二錢 肥知母 錢半 上肉桂 二分

左牡蠣 四錢 海蛤殼 八錢 結茯苓 三錢

淨秋石 五分 冲服

又半夜人見清醒。精神頗振。小便仍赤。再與前法而

加味之

西洋參二錢 淡附子二錢 白龍齒二錢

左牡蠣四錢 海蛤殼八錢 結茯苓三錢

引滋腎丸二錢 分兩次送下

又繼服真武湯加味。

結茯苓四錢 漂白朮錢半 杭白芍錢半

淡附子錢半 左牡蠣四錢 海蛤殼八錢

又經服諸方。日健一日。舌苔轉薄膩。脈沉細。右部有力。食亦知味。漸能多進。但面部及足跗見浮。手未作痺。純是氣血不足。擬六君子湯加姜附以補陽氣則血自生。

潞黨參三錢　漂白朮錢半　結茯苓三錢
鹽陳皮一錢　煮半夏錢半　淡附子錢半
炮姜炭一錢　炙甘草七分

又服前方後，氣血頗壯，脉起自如，惟身未甚溫，是氣虛而血不充也，藥宜緩補。

大熟地四錢　當歸中錢半　結茯苓三錢
煮半夏錢半　鹽陳皮一錢　炮姜炭一錢
淡附子錢半　五味子五分　炙甘草七分

服後身溫，嗽熄，食多，舌轉微黃。

曾子春北關外后顧鄉陳趙氏，患左脇刺痛，經下瞥黃痰，以人事不省。半頭部蓋厥陰之氣，行在側脇，則血不行，久而成瘀，痛所由來也。今之所下瘀黃，即血瘀也。下之，其痛自緩。然瘀消大必虛，須後元氣已傷，而氣仍滯，復服旋覆代赭湯，吐出黑水，亦係積瘀久停。雖亡血之後，腸胃更虛，然臥床弗能起，偶有轉側，人便昏迷，即肝腎亦虛不足。脈息左弦而急，沉部帶滯，現吐酸水，飲食不強，食則嘔噦，亦作渴。舌苔白，小便渾濁，頭眩且痛，嘔逆頻頻，唇白面青，症本肝胃不致如，取苦辛合化法。

煮半夏二錢 枯黄芩錢半 北乾姜八分

西洋參三錢 川雅連八分 杭白芍錢半

左牡蠣三錢 炙甘草五分

又夜稍安睡，可以轉側，不至昏迷，左脇尚痛，牽引小腹，與人參吳茱萸湯加減，

西洋參錢半 淡吳萸八分連水炒 川結茯苓三錢

煮半夏二錢

又脇痛減，而未斷，仍嘔吐一次，呃逆稍稀，與調和胃氣，兼以平木。

西洋參錢半 漂白术錢半 炮姜炭八分

川雅連八分　杭白芍錢半　左牡蠣三錢
白木香煨五分　炙甘草五分
又舌灰已退，唇色轉紅，飲食稍進，仍宜運土化氣，以香
砂枳术二陳湯合左金丸以和肝，另擬柿蒂、元紅、石
斛代茹，降逆和胃，平補元氣，以助藥力所不及。
漂白术錢半　綠枳殼一錢　絲茯苓三錢
煮半夏二錢　陳桔絡八分　煨木香五分
春砂仁三粒　炙甘草五分　左金丸一錢，送下
又服方及代茶飲，痛瘥，嘔止，惟大便數日未解，
小腹脹悶，氣仍滯塞，恐積瘀未淨，取六磨湯合小陷

胸悶。加味主之。
正茅术錢半泔浸 六神曲錢半 炒黑卮錢半
製香附錢半 川撫芎錢半 川雅連八分
括蔞仁三錢 煮半夏二錢 蘇蘿白錢半
又服方後，復下醬糞，諸症均減，人稍活動，惟呃逆尚未盡耳，再以前方加茯苓四錢以導之。
又再服前方後，服消呃平，因更衣不慎，感受外風，大便下泄帶熱，擬痛瀉要方以和之。
漂白术錢半 杭白芍錢半 鹽陳皮一錢
軟防風七分 煮半夏二錢 炮姜炭八分

塩砂仁五分　宣木瓜錢半

又下利止，食多進，人亦漸健，以香砂六君子湯以收其功：

潞黨參三錢　漂白朮錢半　結茯苓三錢

煮半夏二錢　塩陳皮一錢　煨木香五分

塩砂仁五分　炙甘草七分

人前方服兩劑，八更有加，日食七八盌，漸痛愈後，瘧不復發，為瘀血已去，中年能加意調養，體當漸強健。

此以外台伏苓飲運脾除濕，可與勿藥有喜。

結茯苓四錢　潞黨參三錢　漂白朮錢半

綠枳殼一錢　鹽陳皮一錢　炮姜炭七分
煮半夏二錢　宣木瓜錢半

男子年三十許，因感風邪，大便隔日始解，咳嗽十餘天，食鮮鯪魚，風木內動，火隨風生，迫嗆紅血數十口，舌苔色黃，脈息弦滑，乃木火爍及肺金，以溫膽湯加減，清熱去痰法。

鮮竹茹三錢　綠枳殼一錢　結茯苓三錢
乾荷葉八錢　鮮藕節八錢　小薊炭錢半
蜜兜鈴二錢　炙甘草五分。

又服前嗆血已止，脈息來平，按之尚有弦象，乃肝陽

曾患頭疼　一二十年

乃燔。故夜間熱氣內蒸。自汗常出。卻非虛汗者可比。

治宜清熱法。

鮮竹茹三錢　綠枳殼一錢　結茯苓三錢

乳鴿片四錢　薑黃連五錢　杭白芍錢半

枯黃芩錢半　絲瓜絡五寸　生甘草五分

服後汗止熱退。人得痊安。此症原因感冒而起。兼食鰻魚性溫而燥。所感之風化火上升致迫出咯血。火雖隨風而升。風亦屬火而散。故不治風專治火。火平風熄。病自愈矣。況經云傷于風者必病熱。如有大便隔日未通。亦將發熱。自汗即邪之外達也。

三山醫學傳習所第四學年第三學期講義

實驗治療科下卷　　陳登鎧編輯

咳嗽章

陳八弟姪在北洋威海充濟遠鐵艦為鍋爐匠積勞知血致肺腎三陰俱虛脈息沈細濡急咳嗽痰白四肢無力飲食少進動則氣促夜不安寢症將入損如不速治再延脈數則難醫矣以真武湯加味主之

結茯苓四錢　漂於术錢半　杭白芍錢半生切
淡附子錢半　炮姜炭八分　五味子五分
鹽砂仁五分　窾冬花錢半

又復診脈息如昨，痰嗽稍減，與紫菀加減。

蜜紫菀三錢 以噠杏錢半 煮半夏二錢

五味子五分 炮姜炭八分 炙甘草七分

又服後嗽已見減，與真武湯合三因白散加款冬以噠杏。因其氣有微喘，以扶陽降氣法。

浙茯苓四錢 漂白朮錢半 杭白芍錢半

淡附子錢半 煮半夏二錢 原滑石三錢

款冬花錢半 以噠杏錢半

又服後氣稍漸和，但四肢尚覺冷，加嘆息，却轉有以六君子湯加溫固脾胃法

藿香梗三錢　漂白术錢半　結茯苓三錢
陳橘絡八分　煮半夏二錢　炮姜炭一錢
淡附子錢半　炙甘草五分

又服方　飲食稍進　將前方加減
高麗參錢半　漂蒼术于潛錢半　結茯苓三錢
炮姜炭一錢　炙黃芪三錢　炙甘草五分

又異功散加減
高麗參二錢　漂於术錢半　結茯苓三錢
製陳皮八分　黑姜炭一錢　款冬花錢半
大麥芽錢半　炙甘草五分

又服後痰嗽痊未繼以真武湯加減
蜜紫菀三錢　生茯苓四錢　漂白朮錢半
杭白芍錢半　淡附子二錢　海蛤殼八錢
甜杏仁錢半　煮半夏二錢

又服後諸症如昨有禁自汗再以前方加減與之
高麗參錢半　漂白朮錢半　杭白芍錢半
結茯苓三錢　煮半夏二錢　鹽陳皮一錢
淡附子錢半　左牡蠣三錢　炙甘草五分
大麥芽錢半　蜜冬花錢半

又
前方服三劑痰嗽尚未除復以前方去芍、麥芽

冬花加紫苑

又服後氣仍未餘，四肢軟弱，與全水六君加減法

大熟地三錢（砂仁末杵） 白歸中錢半 結茯苓三錢

煮半夏二錢 薑陳皮八分 淡附子錢半

正沉香五分 炙甘草五分

又服後氣平，精神亦振，脈亦有力，惟小便帶黃，係下焦陰氣不足，當再交肺腎，使其水天一氣，以七味湯加減

大熟地四錢 女貞子錢半 正淮山二錢

結茯苓二錢 粉丹皮錢半 泡澤瀉錢半

淡附子錢半 蜜紫菀三錢 炙甘草五分

又服方後，諸症均痊。善後以六君子湯用高麗參加雞內金、姜炭、五味、黃芪等，溫補之藥。病漸向愈。

嶺上焦石坪林姓，年五十餘。磨麩為業。去冬得痰嗽氣促，延及半年。現夜不夜眠，卧則嗆咳，必坐寐乃可，動則氣尤喘。痰多。盜汗畏風。舌苔白滑。口不作渴。素有烟癮，大便七八天始解。脈息沉微濡滑。右見細急，係肺脾腎虛寒，陰陽兩衰。即衛氣亦屬不足。如不鎮納，防其氣奔汗淋，則不治耳。急以真武湯加味與之。

結茯苓四錢 漂白术錢半 杭白芍錢半

淡附子錢半 鹽砂仁五分 苦杏仁錢半

又 與參桂朮甘加味

上肉桂三分另炖分冲 結茯苓四錢 漂白朮錢半

黑沈香五分後入 生牡蠣八錢 五味子五分

炙甘草五分

又 脹滿而欬嗽減，夜稍安寢，繼有咳痰涎，仍欲上壅。脾腎虛寒，土不化穀，均泛為痰。取外台茯苓飲以運脾納腎之法，庶能應手。

結茯苓四錢 潞党參三錢 漂白朮錢半

鹽枳殼一錢 鹽陳皮八分 炮姜炭一錢

胃脘三案上 一百五十六

五味子五分　北細辛五分　川杜仲炒二錢

蔣姓女人。體質肥厚，素有脾濕，脾氣本虛，偶得風寒，經脈後杳，及閉肺之葯，音啞咽塞，咳反不易出，飲食少甚。脉息細弦，右部帶濡，蓋痰濕阻滯，脾失運化，以外台茯苓飲加味，以健土運濕法。

結茯苓四錢　蔬沙參三錢　漂白朮錢半
綠枳殼一錢　黃陳皮一錢　苦杏仁錢半
炙半夏錢半　閩糖姜一錢

服後音亮食進。

安民巷林姓，肄業武備學堂。感冒風寒，口乾咳嗽，脇痛。痰中帶血。脉息浮滑微急。係肺金傷風，延及肝木。

藥須清理肺胃加減

枇杷葉三錢　苦杏仁錢半　新竹茹三錢

綠枳殼一錢　結茯苓三錢　川貝母二錢

絲瓜絡五寸　粉甘草五分

又服後脇痛瘥。痰中無血。以前杏二陳湯加減服之

脉平和緩。

白前胡錢半　苦杏仁錢半　結茯苓三錢

川貝母二錢　陳桔絡七分　鮮蘆笋三錢

絲瓜絡五寸　忍冬藤二錢　粉甘草五分

許姓女子年十八九。素有痰濕。因勞感風，微惡寒肌熱咳嗽氣促。偶有譫語。經服柴葛及燥表之藥。氣喘有聲。微夜不寐咳嗽續續。汗出熱不解。喉間漉漉有聲。舌未絳。苔微黃。色潤。脈數滑而急。且有嘔逆。胸次及脇亦痛。係痰濕以帶鬱熱所致。當以化濕降氣清熱法。取三子養親湯去芥子加味主之。

蜜炙蘇子錢半　萊菔子錢半　葶藶子錢半

川貝母二錢　蜜枇杷葉三錢　車前葉錢半

絲瓜絡五寸　杭白芍錢半

又服方後。睡稍安眠。氣喘平。咳嗽稀。尚有肌熱耳鳴。

口渴。以蜜枇葉溫胆湯加減。服後熱退，嗽亦漸瘥。

蜜枇葉三錢　鮮竹茹三錢　綠松壳八分

結茯苓三錢　川貝母二錢　陳桔絡七分

萊菔子錢半　鮮蘆筍三錢　粉甘草五分

淋濁章

林添壽在靖遠兵艦時，得血淋病。通如刀刺，痛楚不堪。服五淋湯並導赤散加減通，即不痛。服三劑病瘥。

五淋湯

當歸尾錢半　生苡仁錢半　赤芍藥錢半

赤茯苓三錢　粉草梢六分　清寧丸錢半送下

導赤散加味

淡竹葉三錢　小生地四錢　白木通錢半
赤芍藥錢半　生梔子錢半　台烏藥錢半
粉甘草梢七分

滿姓年三十餘，性好花酒，不免虛眠，迫為尿淋，通之不出，日見拘急，小腹脹悶，脈息弦滑而急，係濕熱鬱於膀胱，致氣化不行，擬葛根連翹豆加味主之。

粉葛根錢半　連翹殼二錢　赤小豆三錢
天花粉三錢　忍冬藤三錢　絲瓜絡五寸
赤芍藥錢半　結茯苓三錢

又服後小便稍利。色帶渾濁。而赤。與萆薢分清飲加減。

川萆薢二錢　川石蒲三分　原滑石四錢

台烏葯錢半　淡竹葉三錢　赤芍葯錢半

車前子錢半　粉草梢七分

又服。亦腹脹稍瘥。溺色紅赤大便不易解與涼隔散加減。服之大便通暢。淋症亦愈。

淡竹葉三錢　連翹殼二錢　生梔子錢半

苦杏仁錢半　川貝母二錢　栝樓仁四錢

赤芍葯錢半　郁李仁錢半　白通草錢半

肺癰章

男子年三十餘。素嗜旨酒。濕熱蘊于胃。其氣上熏于肺。致右脇痛。咳不易出。唾痰如膿。味亦帶腥。舌苔黄濁。地白厚。脈息弦急。偶有發熱。口乾面垢。先擬開肺通絡清胃法。

旋覆代赭湯加味。

旋覆花錢半（布包） 浮海石（杵）三錢 北沙參三錢

煮半夏二錢 醋青皮七分 結茯苓三錢

苡米仁三錢（布包） 蘆笋根五錢 粉甘草五分

又服後稍易咳。痰仍帶濁而黄。口渴便少溺赤。與清

燥救肺湯。去石羔加減主之

北沙參三錢　火麻仁三錢布包　川石斛二錢

苦杏仁錢半　大麥芽錢半　枇杷葉三錢

冬桑葉一錢五分　葶藶子錢半　粉甘草五分

又服後大便易解。咳嗽亦稀。痰濁味瘥。脈息結象平。

尚有微急。與甘露飲加減主之。

天麥冬各錢半　小生地三錢　蜜枇葉三錢

枯芩錢半　綠桔殼一錢　川石斛二錢

蘿蔔陳三錢　苦桔梗錢半　粉甘草五分

代茶常服。諸恙均愈。

[illegible]

、鮮蘆笋八錢 淡米仁三錢 絲瓜絡五寸

某案素有咳喘經年不起。鬱熱迫肺。喉內如烟。咽塞不眠。痰色膿黄。有時帶紅。其味腥臭。將成肺癰。脉息細弦而急。當清熱宣肺法。

清燥救肺湯加減

北沙參三錢 火麻仁三錢（布包） 滑石三錢

淡米仁三錢 蜜枇葉三錢 牛蒡子錢半

苦杏仁錢半 粉甘草五分

又服後。咽塞梢鬆。而烟氣及痰臭依然。以千金葦莖湯法主之。

鮮蘆笋五錢 光桃仁十四粒杵 苡米仁四錢布包
冬瓜仁三錢 絲瓜絡五寸

又服前方諸症均減。弦象脈息亦平。仍以前法加味
連服兩劑病安。

鮮蘆笋五錢 光桃仁十四粒杵 苡米仁五錢
括樓實三錢 絲瓜絡五寸 牛蒡子錢半
川貝母二錢

瘡瘍章

錢塘巷吝老人。年五十六。生背瘡。大如盤。皮肉腐
爛。新肉不長。膿不甚粘。癢楚不支。精神疲敗。舌[illegible]

少〃脉息沈濡，係氣血兩虛，法當內助氣血爲要。否則肉轉灰白，必不治矣。以補血湯加味主之。

當歸中錢半 炙黃芪五錢 黑穭豆四錢

川續斷二錢 赤芍藥錢半

又服後，人見精銳，以玉屏風加味主之。

炙黃芪三錢 漂白朮錢半 乾防風七分

左牡蠣三錢 淡附子錢半 川杜仲炒二錢

又服後，痛瘥，肉色轉紅，膿亦粘少〃，與六君子湯加附子、枸杞、續斷、雙補氣血，扶陽內托。服之飲食漸進，新肉亦生。

潞党参三錢 漂白术錢半 結茯神三錢 各半
煮半夏錢半 鹽陳皮一錢 淡附子錢半
甘枸杞錢半 川續斷二錢 炙甘草五分
久服後精神漸振。以前方去枸杞加黃芪用高力參。
服之人健肉長。外請鍾君外治。敷藥收效。
高力參錢半 漂白术錢半 結茯神三錢
煮半夏錢半 鹽陳皮一錢 炙黃芪三錢
淡附子錢半 川續斷二錢 炙甘草五分
海天兵艦曾鎮鄭恩沛。至粵感冒濕溫之氣。兩腿及
腎囊發腫。潰出水。以利濕導熱法。

赤小豆三錢　刺蒺藜錢半　天花粉三錢
土茯苓三錢　粉甘草八分
又服方、小便利。煩熱瘥。痛癢依然。仍擬清解法。
連翹壳二錢　山梔子錢半　赤小豆三錢
淩霄花錢半　天花粉三錢　白茯苓三錢
粉甘草五分
又服後、人稍爽。痛癢、皮膚覺熱。大便數日未解。擬
茵陳連翹豆加味。
綿茵陳三錢　連名壳二錢　赤小豆三錢
天花粉三錢　刺蒺藜錢半　白茯苓三錢

粉甘草五分　酒大黃一錢　穿山甲炮錢半

又服後痛漸減。仍作痛。大便通。仍以茵陳連名豆亮

加味。

蒸茵陳三錢　連名亮二錢　赤小豆三錢

川黃柏錢半　天花粉三錢　刺蒺藜錢半

淩霄花錢半　金銀花三錢

又服後，濕熱稍清。即痛亦輕。腹水漸乾。惟大便通仍見熱。復與前方去連名、生薏苡、黃柏，加茅术、茅根。服一劑。復去茵陳，加絲米括蔞。諸症均痊癒。立此擬獻味代茶常服，去其發毒。

穭蒲[illegible]金銀花三錢　白茅根三錢
苡米仁[illegible]錢　萆薢二錢
江長青福州人。春發魚口便毒，腫痛大如李，便秘十餘天，咽乾而疼，以通解三焦加減。
真川鬱一錢　白蔻仁四[illegible]　白通草錢半
酒大黃一錢　穿山甲錢半　赤芍錢半
金銀花三錢　淩霄花錢半　牛蒡子錢半
又服後大便通，腫漸軟，咽疼愈，仍作乾，小便赤，大便通後復隔兩天未解，擬大承氣加減以攻其毒。
風化硝一錢　酒大黃錢半　川厚朴八分

京丹參四錢　漂白朮錢半　結茯苓三錢
鹽陳皮一錢　左牡蠣三錢　白白芍錢半
煨木香五分　鹽砂仁七分　炙甘草五分

某某。脉息虛滑中仍帶急象。重按尚幸有根。所熱汗出而不惡風。則非陽虛之汗可知。況但頭汗其非少陽亦為可徵。惟汗出過多。病經日久。且兼有背脇痛者。脘痞滿之苦。則在太陰為停濕。在厥陰為木鬱。在陽明更為胃氣之不和。今欲分理之。當仿古人苦辛之一法。最為穩切。半夏瀉心湯加減。

煮半夏二錢　枯条芩錢半　川雅連七分　淡吴萸水炒

西洋參錢半　結茯苓三錢　忍冬藤三錢

宣木瓜錢半　大賓砂二枚　炙甘草五分

又前方服兩劑。痛減嘔平。繼服小陷胸加味。汗止而

痞滿亦瘥。

川雅連一錢吴萸水炒　乾楼皮三錢　煮半夏二錢

木瓜、柚二粒　忍冬藤四錢　大賓砂仁三枚

生切芍錢半

某案腹痛時候既判後先。痛形亦分輕重。服化氣諸

方不應。參脉仍是弦滑。症本作胃不和。姑仿古人治

肝不應當取陽明。及肝苦急。急食甘以緩之二語。從金匱大半夏湯合七氣加減主之。

煮半夏二錢 西洋參錢半 小蘇梗一錢 大麥砂三枚 結茯苓三錢

水三中杯。貯大磁碗。納淨冬蜜四錢。生姜汁一茶匙。揚之五百遍。入煎藥。煎八分杯。去渣服。

又服方後痛瘥。便亦通暢。擬洋參温胆湯加減以和之。服後痛平。

鮮竹茹三錢姜汁和水拌焙 大麥仁三枚 結茯苓三錢 煮半夏錢半 陳桔絡八分 西洋參錢半乾切

賁厥汁痰

杭白芍一錢半 小蘇梗一錢 炙甘草五分

其槊。咳嗽濁痰。有時作嘔。夜不安寢。當責諸肝經鬱熱。陽明燥濕。經云胃不和則卧不安。又云胃欬之狀欬而嘔。厥陰之勝耳鳴頭眩。胃脘當心而痛。上支兩脇則嘔。咽塞不通。故氣見短促。夫厥陰逆則諸氣皆逆。乙癸同源。必累及腎。致帶下頻頻。辰下擬化濕導熱、法。以溫膽湯加減主之。

新竹茹二錢 大寥砂二枚 結茯苓三錢

川貝母二錢（去心） 蘇簡陳三錢 苦桔梗錢半

李根皮二錢 忍冬藤三錢 粉甘草五分

余年五十九。素有痔疾。便多溏泄不暢。緣辦三山醫學傳習所。未有官費補助。文牘諸事均係自行料理。且擔任科學編輯講義。多坐少動。致腸氣鬱積熱為伏梁之病。時在庚申小春十九晚。始覺畏冷。腹悶不舒。經通大便消泄無多。遂即加衣。少頃復通便一次。及二鼓腹中漸痛。夜不成寐。以神麯沖服。次日用藿香梗砂殼茶葉沖服。均無效。早飯不能食。舌苔中微黄。旁白厚。口不知味。午吃稀粥少許。繞臍而痛。偶刺少腹。而少腹按之則痛。重按似有腫塊。結在盲腸之處。西醫所謂盲腸炎症也。用西藥膏擦少腹無

費驗淋存

效。又以西薄荷油時擦亦不應。又用鴉片敷貼其腫如故。痛亦依然。服麻仁丸大便日通兩次。病稍懸越日腹劇。食入必痛。起卧則少腹必牽痛。服西藥蘇打薄荷水。病亦不減。小溲只利一盞。痛時兩腳欲伸而不欲折腰。足見。腸間鬱熱已甚。繼服通解三焦方。加忍冬、茅根。元胡索、金鈴等藥。小便始見鎖利。而色仍是黃赤。服芍藥甘草湯合金鈴子散。加寒砂。痛亦如前。以涼膈散去硝黃加栝樓、茅根、忍冬、山甲、皂刺、通草。延非能轉通淞人五君仲禹。乃陸軍醫院醫官。與余同事。時來視疾。謂余曰。此症昨考西學。必須靜養一星期。要多卧。切禁動。若發高熱。內出潰膿。斷不治矣。院中同人。與余交甚切。覺此險症。常來問疾如周泮藻、叢桂軒、崔甲三、魏郁文、諸先生。咸謂不宜勞動。已經告假。可以寬心調理。而仲禹君又云。西法應內服藥片消。外用冰囊掩其少腹腫痛處。惟年紀既多。外法似難施用。即內服又恐收斂壅脹。攻之亦非治法不易。叔曰。要多卧。須勞動以消壞熱處庶可。漸漸於是綿纏十天。枕食難安。延醫內診。云。精管腐於火。又云。精清宮肉於氣。而有營生於氣。論積有形。云二。其一謂少腹盛。上下左右皆有根。裏大膿血。居臟肓之外。其一謂氣溢於大腸而著於肓，肓之原在臍下，故繞臍而痛。邪合病情，與兩髂之所謂肓腸炎亦一理也。復思氣積則血滯，生地、涼血退熱，熱退則氣化小腫必消。繞臍痛、滁腫結氣不得行，反射及臍作痛。故有時亦刺及少腹。取生地一兩，如三指大，長二寸。和蜜界，擔貼在少腹抵抗處。其腫乃在腹膜之外，觀不腫，皮色不變，惟手指按之痛者，可待其患處懸空、夜換藥時，痛減三分之一。次早換藥，已瘥一半，是從又搗貼，至天明，其痛如失，腫痛皆消。此兩日間脈之緊乃除，腸去硝黃冬葵，加白芍、川續斷、葛根、忍冬藤孔香。括樓仁、蔻秒仁、而已。然其功在外敷耳。病愈一星期。因擬呈送第三學年講義文稿、及學生教職員表。並趕編內科講義。連日久坐。腹痛復發。其痛較前雖輕。似復有腫。起居諸見不便。仍用生地、和蜜搗敷。無如前次之捷效。次日方得稍減、貼至三日痛始穩、究未斷。是日天氣暴暖。痛復漸甚、至晚始悟身穿綿褲。熱氣內鬱。弗能外達。急將綿褲解去。腹中便見清爽。入廁遺便。痛部見減。療法不盡在如亮調攝與寒溫得宜亦很要緊。因此連貼一星期。病不復作。

嘔吐噎呃

[illegible]

西關外洪塘鄉林姓，春得風溫，延至夏間，病稍見愈。呃逆頻作，喉中發水雞聲，時響不歇，大便每數日而一解。偶有嘔吐。是其氣上而不下，脈息弦帶微急，現於左部，右亦有力，爲肝木乘土，衝氣犯胃，致木土不和，氣難舒適。以大半夏湯加味，降逆平胃之法，庶幾可濟。

煮半夏二錢　西洋參錢半　大棗劈三枚
鮮竹茹三錢　鮮蘆笋六錢　小蘇梗一錢

右藥以長流水三中杯，貯大磁碗，納净冬蜜四錢，揚之五百遍，入前藥煎八分杯，去滓服。